Stefanie Hellmann
Formulierungshilfen für die Pflegeplanung nach den AEDL und den Pflegediagnosen

Stefanie Hellmann

Formulierungshilfen für die Pflegeplanung nach den AEDL und den Pflegediagnosen

Checklisten für die tägliche Praxis

6., aktualisierte Auflage

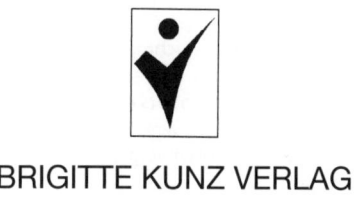

BRIGITTE KUNZ VERLAG

Bibliografische Information der Deutschen Nationalbibliothek
Die Deutsche Nationalbibliothek verzeichnet diese Publikation
in der Deutschen Nationalbibliografie; detaillierte bibliografische Daten
sind im Internet über http://dnb.ddb.de abrufbar.

ISBN 978-3-89993-475-5

Mehr wissen – besser pflegen!

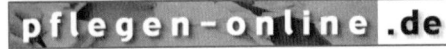

Besuchen Sie unser Pflegeportal im Internet.

Brigitte Kunz Verlag

© 2009 Schlütersche Verlagsgesellschaft mbH & Co. KG,
      Hans-Böckler-Allee 7, 30173 Hannover

Alle Rechte vorbehalten. Das Werk ist urheberrechtlich geschützt. Jede Verwertung außerhalb der gesetzlich geregelten Fälle muss vom Verlag schriftlich genehmigt werden. Die im Folgenden verwendeten Personen- und Berufsbezeichnungen stehen immer gleichwertig für beide Geschlechter, auch wenn sie nur in einer Form benannt sind. Ein Markenzeichen kann warenrechtlich geschützt sein, ohne dass dieses besonders gekennzeichnet wurde.

Satz: PER Medien+Marketing GmbH, Braunschweig
Druck: Druck Thiebes GmbH, Hagen

Inhalt

1	Vorwort	7
2	Pflegedokumentation	10
2.1	Bewohner-/Patientenbezogene Ziele	10
2.2	Mitarbeiterbezogene Ziele	10
3	Pflegeplanung	11
4	Pflegediagnosen	12
4.1	Medizinische Diagnosen und Pflegediagnosen	12
4.2	Geschichte der NANDA	12
4.3	Aufbau der Pflegediagnose	14
4.4	Pflegediagnosen im Pflegeprozess	14
4.5	Wellness-Pflegediagnosen	15
4.6	Taxonomie	15
5	AEDL nach Krohwinkel	18
5.1	AEDL – Kommunizieren können	18
5.2	AEDL – Sich bewegen können	28
5.3	AEDL – Vitale Funktionen des Lebens aufrechterhalten können	38
5.4	AEDL – Essen und trinken können	44
5.5	AEDL – Ausscheiden können	56
5.6	AEDL – Sich pflegen können	64
5.7	AEDL – Sich kleiden können	76
5.8	AEDL – Ruhen, schlafen und sich entspannen können	80
5.9	AEDL – Sich beschäftigen lernen und sich entwickeln können	84
5.10	AEDL – Sich als Mann oder Frau fühlen und sich verhalten können	90
5.11	AEDL – Für eine sichere und fördernde Umgebung sorgen	92
5.12	AEDL – Soziale Bereiche des Lebens sichern und gestalten können	96
5.13	AEDL – Mit existenziellen Erfahrungen des Lebens umgehen können	100

6	**Krankheitsbilder mit individuellen Pflegeplanungsformulierungen**	**110**
6.1	Diabetes mellitus	110
6.2	Schlaganfall	112
6.3	Parkinson	116
6.4	Vergesslichkeit, Verwirrtheit, Demenz	120
6.5	Suchterkrankung	124
6.6	Leberzirrhose	126
6.7	Hirnorganisches Psychosyndrom	128
6.8	Wahnvorstellungen	130
6.9	Depression	132
6.10	Osteoporose	134
7	**AEDL/ABEDL® nach Krohwinkel**	**136**
8	**MDK-Richtlinien**	**137**
9	**§ 115 SGB XI und die Transparenz in der Pflege**	**140**
10	**Standards**	**145**
11	**Expertenstandards zur Sicherung und Weiterentwicklung der Qualität in der Pflege (§ 113a SGB XI)**	**146**
Literatur		**148**
Register		**150**

1 Vorwort zur 6., aktualisierten Auflage

Nur durch die Stärke und Kompetenz der Mitarbeiterinnen kann gute Arbeit in Einrichtungen der Altenpflege gewährleistet werden. Die kontinuierliche Förderung beruflicher Kompetenz (»lebenslanges Lernen«) ist ein wichtiger Aspekt und ein wesentliches Anliegen aller.

In einer Zeit der nachhaltigen, gesetzlichen Veränderungen durch die Politik, der neuen Richtlinien und aktuellen Entwicklungen ist die Pflege- und Versorgungsqualität in den Pflegeeinrichtungen weiter zu verbessern und zu sichern. So stehen neue Expertenstandards vor der Implementierung, um die Altenpflege auf hohem Niveau weiterzuentwickeln. Weiter fördert der Gesetzgeber im stationären Bereich durch Vergütungszuschläge für Pflegebedürftige mit erheblichem allgemeinem Betreuungsbedarf zusätzliche Betreuungsleistungen für Heimbewohner (§ 87b SGB X).

Mit den neuen Transparenzkriterien und der Veröffentlichung der Ergebnisse von MDK-Qualitätsprüfungen ist ein weiterer Schritt zur Information der Kunden erfolgt. Interessierte können sich in Zukunft über die Qualität von Pflegeheimen informieren. Die Bewertungssystematik sieht Schulnoten von »sehr gut« bis »mangelhaft« vor. Grundlage der Bewertung sind 82 Einzelkriterien.

So ist es umso wichtiger, dass jede verantwortliche Pflegekraft – ob in Alten- und Pflegeheimen oder in ambulanten Pflegediensten – eine Pflegeplanung so schreibt, dass diese den hohen Anforderungen entspricht. Nur so kann der Pflege- und Betreuungsbedarf der betroffenen Person systematisch festgestellt und festgelegt werden. Bei jeder Pflegeplanung steht der Patient/Bewohner mit seinen Kompetenzen (Ressourcen, Fähigkeiten) im Vordergrund.

Mittlerweile hat Monika Krohwinkel ihr Pflegemodell »Aktivitäten und existenzielle Erfahrungen des Lebens (AEDL)« um die Ebene »Beziehungen (= B)« zu den ABEDL® erweitert. Damit hat sie den Fokus auf das Herstellen, Sichern und Gestalten von soziale Kontakte/Beziehungen gerichtet.

Vorwort zur 6., aktualisierten Auflage

In diesem Buch wird weiter nach den bekannten AEDL verfahren. Der Aspekt der Beziehung ist in den Formulierungen stets enthalten. Hier kommt es besonders darauf an, die AEDL nicht einzeln, sondern im Zusammenhang mit anderen zu sehen. In ihrer Gesamtheit spiegeln sie die Individualität eines jeden Patienten/Bewohners und seiner Bedürfnisse und Beziehungen wider. Mit den Erkenntnissen, die die AEDL liefern, gelingt der Aufbau einer Beziehung zwischen Pflegekraft, Patient/Bewohner und Angehörigen.

Dieses Buch ist ein Grundlagenwerk. Um den individuellen Anforderungen der Patienten/Bewohners Rechnung zu tragen, lassen sich die Checklisten nach Belieben verändern. So können sie jederzeit an neue oder erweiterte Anforderungen angepasst werden.

Dieses Buch enthält die wichtigen Grundlagen für das Schreiben einer Pflegeplanung:
- AEDL
- Pflegediagnosen
- Prophylaxen
- Formulierungen für gerontopsychiatrisch veränderte Patienten/Bewohner

Pflegediagnosen
Das Thema »Pflegediagnosen« wird innerhalb der Pflege in Deutschland zunehmend diskutiert. Es werden Instrumente gesucht, die möglichst wenig Aufwand verursachen und trotzdem vielfältig einsetzbar sind. Ein weiterer Grund ist die Professionalisierung der Pflege und ein kongruentes Pflegeverständnis.
Die Ziele:
- Unterstützung der Pflegenden in der Pflegedokumentation, Pflegeplanung und -prozess,
- Professionalisierung der Pflege durch besseren Wissensstand und genaue Umschreibung der Diagnosen,
- Entwicklung einer einheitlichen Sprache, um die Forschung zu erleichtern und Statistiken zu verbessern.

Die vorliegenden Pflegediagnosen stammen aus dem Jahr 2003. Es sind also nicht die derzeit aktuellen Pflegediagnosen, die vor kurzem in der Fassung 2009–2011 herausgekommen sind und zurzeit übersetzt werden.

Die Pflegediagnosen konnten nicht allen AEDL zugeordnet werden bzw. die Zuordnung zu den AEDL kann auch unterschiedlich aussehen.

Prophylaxen
Ganz besonders wichtig ist es, dass die Pflegemitarbeiter bei der Planung die Prophylaxen mit aufnehmen. In diesem Buch wird unter den einzelnen AEDL auf die Prophylaxen eingegangen

Formulierungen für gerontopsychiatrisch veränderte Patienten/ Bewohner
Gerontopsychiatrische Beeinträchtigungen werden erkannt und für den Patienten/Bewohner in seiner Tagesstruktur bzw. individuellen Pflegeplan dokumentiert.

Vorgehensweise

Die Checklisten, die nach den einzelnen AEDL und Krankheitsbildern gestaltet sind, versetzen jede Pflegekraft in die Lage, in kürzester Zeit die aktuellen Pflegediagnosen bzw. Probleme, Ressourcen, Ziele, Maßnahmen für den einzelnen, auch demenziell veränderten Patienten/Bewohner zu ermitteln.

Die fertigen Formulierungshilfen sollen all jenen eine Hilfestellung sein, die sich täglich mit der Pflegeplanung beschäftigen.

2 Pflegedokumentation

Die Pflegedokumentation ist ein Element der Qualitätssicherung. Sie gibt Auskunft über die Art der Beziehung zwischen den Patienten/Bewohnern und Pflegenden sowie über die Durchführung der Pflege. Die Pflegedokumentation kann daher als Instrument der Qualitätssicherung und -entwicklung genutzt werden. Hieraus ergeben sich die folgenden Ziele.

2.1 Patienten-/Bewohnerbezogene Ziele

- Darstellung einer individuellen, am aktuellen Pflege- und Versorgungsbedarf orientierte Pflege.
- Kontinuierliche Verbesserung der Pflegequalität, dies dient zur Aufrechterhaltung und Verbesserung bzw. Förderung der Lebensqualität des einzelnen Menschen.
- Berücksichtigung der Fähigkeiten des einzelnen Menschen zur eigenen Pflege.
- Berücksichtigung der Bewältigungsstrategien des Menschen beim Umgang mit Beeinträchtigungen.
- Berücksichtigung der sozialen Kontakte und Beziehungen.

2.2 Mitarbeiterbezogene Ziele

- Sicherung und kontinuierliche Verbesserung der beruflichen, sozialen und methodischen Handlungskompetenzen.
- Förderung der Übernahme von Verantwortung für die eigene Arbeit.
- Stärkung der beruflichen Identität.
- Verbesserung der Kommunikation/Information untereinander und mit den anderen an der Versorgung Beteiligten
- Erhöhung der Arbeitszufriedenheit.
- Stärkung der Beziehungen zu Patient/Bewohner und Angehörigen.

3 Pflegeplanung

Die Pflegeplanung ist ein Arbeitsinstrument professioneller Pflege. Es wird die Gesamtpflegebedürftigkeit anhand eines pflegewissenschaftlichen Pflegemodells, hier nach Monika Krohwinkel und den Pflegediagnosen ermittelt.
Hier werden die individuellen Pflegeprobleme des einzelnen Patienten/Bewohners/Kunden festgestellt.
Die Kompetenzen sind Ressourcen und Fähigkeiten, Fertigkeiten, die der einzelne Mensch im Bezug auf seine Pflegebedürftigkeit zur Bewältigung seiner Lebenssituation sowie Lebensmotivation besitzt.
Pflegeziele sollen erreichbar und realistisch sowie überprüfbar sein.
Die Pflegemaßnahmen beschreiben die Vorgehensweise der Pflegenden:
- Was ist zu tun? Konkrete Festlegung einzelner Pflegemaßnahmen.
- Wie ist es zu tun? Kurze Beschreibung der Pflegemaßnahme, wenn möglich mit Pflegestandards.
- Wann oder wie oft ist es zu tun? Zeitangabe und Häufigkeit der Pflegemaßnahme.
- Wer soll es tun? Hier sollen die unterschiedlichen Qualifikationen der Mitarbeiter beachtet werden. Die Pflegefachkraft ist verantwortlich für die sachgerechten Eintragungen durch den Mitarbeiter.

Die Maßnahmen sollen für alle, an der Pflege Beteiligten verbindlich sein.

Reflexion der Pflege
- Eine Reflexion der Pflegemaßnahmen erfolgt kontinuierlich, gegebenenfalls werden die Probleme, Kompetenzen (Ressourcen, Fähigkeiten, entsprechende Ziele und Maßnahmen neu überarbeitet, unter Einbeziehung der Bewohner/Patienten/Kunden oder Bezugspersonen.

Die Formulierungshilfen für die Pflegeplanung sind für alle Pflegenden ein Hilfsmittel, um eine professionelle Pflegeplanung zu erstellen.
Die Pflegeplanung muss der Entwicklung des Pflegeprozesses entsprechen und kontinuierlich aktualisiert werden.

4 Pflegediagnosen

Laut NANDA (North American Nursing Diagnosis Association) ist eine Pflegediagnose die »*... klinische Beurteilung der Reaktion eines Individuums, einer Familie oder einer Gemeinschaft auf aktuelle oder potentielle Gesundheitsprobleme/Lebensprozesse ... Pflegediagnosen bilden die Grundlage einer definitiven Behandlung zur Erreichung von Ergebnissen, für die die Pflegeperson verantwortlich ist*« (NANDA, 1995).

4.1 Medizinische Diagnosen und Pflegediagnosen

In der Medizin verständigt man sich untereinander schon lange mit Hilfe von Krankheitsdiagnosen. In der Pflege etabliert sich der Umgang mit den Pflegediagnosen immer mehr. Somit tragen Pflegediagnosen und medizinische Diagnose zusammen zur Ganzheit des Patienten/Bewohners bei. »*Medizinische Diagnosen beschreiben die Gesundheitsprobleme selbst. Pflegediagnosen beschreiben, wie die Patienten/Bewohner mit diesen Gesundheitsproblemen zurechtkommen, welche Einschränkungen bzw. Beeinträchtigungen als Folge der medizinischen Probleme auftreten*« (*Messer, 2004:136*).

4.2 Geschichte der NANDA

1973 beriefen Kristine Gebbie und Mary Ann Lavin die erste »Task Force« ein, um Pflegediagnosen zu benennen und zu klassifizieren. Man beschloss, sich von nun alle zwei Jahre in St. Louis zu treffen. Dr. Marjory Gordon wurde Vorsitzende der Task Force für nationale Pflegediagnosen-Konferenzen.
An der Universität von St. Louis wurde eine Entwicklungsstelle eingerichtet, um Materialien und Unterlagen zur Entwicklung der Pflegediagnosen zu sammeln. Ein Newsletter und Bibliografien über einzelne diagnostische Kategorien (später Pflegediagnosen) wurden dort bearbeitet. Dieses Zen-

trum wurde zur zentrale Schaltstelle der Entwicklung und für die Planung der Konferenzen. 1974 wurde die erste Konferenz-Veröffentlichung »Proceedings of the Conference« herausgegeben, der alle zwei Jahre weitere folgten.
1977 nahm die Pflegetheoretikerinnen-Gruppe ihre Arbeit auf. 1982 präsentierten Dr. Callista Roy und andere prominente Theoretikerinnen (Newman, Rogers, Orem und King) der NANDA und dem Taxonomie-Komitee eine Struktur für Pflegediagnosen: Die Verhaltensmuster ganzheitlicher Menschen.
Die erste nationale »Minimal Data Set«-Konferenz fand 1986 statt, um Pflegediagnosen als Elemente in einen minimalen pflegerischen Datensatz aufzunehmen. Ebenso wurden Richtlinien für die Aufnahme von Pflegediagnosen in die Taxonomie 1 herausgegeben.
1982 wurde die NANDA gegründet, als erste Präsidentin wurde Dr. Marjory Gordon gewählt.
Die ANA (American Nursing Association) bildete 1982 eine Steuergruppe der NANDA und reichte 1986 die Klassifikation bei der WHO zur Aufnahme in die Internationale Klassifikation der Krankheiten (ICD) ein.
Ab 1988 verstärkte die NANDA die internationale Zusammenarbeit. Die Zeitschrift »Nursing Diagnosis« erschien erstmals 1990; die erste Herausgeberin war Rosemary Carroll-Johnson. 1997 wird der Zeitschriftentitel in »Nursing Diagnosis – The Journal of Nursing Language and Classifications« geändert.
1997 fand das erste gemeinsame Treffen zwischen NANDA, NIC (Nursing Interventions Classification) und NOC (Nursing Outcomes Classification) statt. Es wurde unterstützt durch NursCom und geleitet von Judith Warren, Joanne McClosky, Gloria Bulecheck und Meridiane Maas.
1998 feierte die NANDA ihr 25-jähriges Jubiläum in St. Louis, Missouri. Das Ziel von NANDA International ist es, den Beitrag zu zeigen, den die Pflege an der Gesamtbetreuung von Patienten hat. Dies geschieht durch die weitere Entwicklung, Verbesserung und Klassifikation von Phänomenen, mit denen sich die Pflegenden beschäftigen.
(Originaltext übersetzt und zusammengefasst von Maria Müller Staub, www.nanda.org/html/history2.html und www.nanda.org/html/about.html).

4.3 Aufbau der Pflegediagnose

In der Regel ist eine Pflegediagnose nach folgenden Prinzipien aufgebaut:

Diagnosetitel	Zusammenfassung des Zustands bzw. Beeinträchtigung des Patienten/Bewohners
Definition	Die Bestimmung eines Begriffs durch Angabe seiner wesentlichen Merkmale
Kennzeichen, Merkmale	Typische Merkmale/Charakteristika, die beobachtbar sind bzw. vom Patienten/Bewohner erläutert oder beschrieben werden. Dabei wird häufig zwischen subjektiven und objektiven Merkmalen oder Kennzeichen unterschieden.

(vgl. *Ehmann* 2000:25)

4.4 Pflegediagnosen im Pflegeprozess

Pflegediagnosen bezeichnen einen möglichen Weg zu einem einheitlichen Pflegeverständnis. Im Zusammenhang mit dem Pflegeprozess stellen Pflegediagnosen eine wichtige Herausforderung dar: Sie dienen als Grundlage und Etablierung einer gemeinsamen Fachsprache in der Pflege.
Eine einheitliche Terminologie hilft der Pflege, eine Informationssammlung gezielt vorzunehmen und aktuelle oder potenzielle Pflegeprobleme zu benennen und zu beschreiben, die als Grundlage der Erarbeitung von Pflegezielen und -maßnahmen dienen.
Langfristig betrachtet sind Pflegediagnosen ein unverzichtbares Element in der täglichen Praxis.

4.5 Wellness-Pflegediagnosen

In den Wellness-Pflegediagnosen geht es um das Erreichen eines besseren Gesundheitsstatus, wobei ein Zustand körperlicher und geistiger Gesundheit bereits feststehen muss. Eine Wellness-Pflegediagnose besteht aus einem positiven Zustand und gibt dem Patienten/Bewohner eine andere Orientierungsmöglichkeit für die Pflegeintervention als die Verhinderung oder Linderung von Defiziten.

4.6 Taxonomie

Von griechisch »*Sprachwissenschaft, Teilgebiet der Linguistik, auf das man durch Segmentierung und Klassifikation sprachlicher Einheiten den Aufbau eines Sprachsystems beschreiben will*« (Bibliographisches Institut & F.-A. Brockhaus AG, 2005).

Der Aufbau der Taxonomie
Die Taxonomie II wurde mehrachsig ausgelegt, wodurch die Flexibilität der Nomenklatur ganz wesentlich verbessert wurde und sich Zusätze und Modifikationen leicht anfügen ließen.

Die drei Ebenen der Taxonomie

1. Bereich	Bereich ist ein Wissensgebiet von Aktivitäten, Untersuchungen oder Interessen
2. Klassen	Eine Klasse ist »eine Untergruppe einer größeren Gruppe; eine Unterscheidung von Personen oder Dingen durch Qualität, Reihenfolge oder Gradierungen« (*Roget* 1980, 157).
3. Pflegediagnosen	»Eine Pflegediagnose ist eine klinische Beurteilung der Reaktion eine Individuums, einer Familie oder einer Gemeinde/Gemeinschaft auf aktuelle oder potenzielle Gesundheitsprobleme/Lebensprozesse. Pflegediagnosen bilden die Grundlage, um Pflegeinterventionen auszuwählen, um Ergebnisse zu erreichen für die Pflegende verantwortlich sind« (NANDA 1991, p. 65).

Die Grundstruktur der neuen **NANDA-Taxonomie II** ist in folgende 13 Bereiche und in Klassen eingeordnet, den die Pflegediagnosen wiederum als »bestimmende Konzepte« zugeordnet sind.

Bereich	Gesundheitsförderung	Ernährung	Ausscheidung
Klasse	Gesundheitsbewusstsein Gesundheitsmanagement	Aufnahme Verdauung Absorption Stoffwechsel Hydration	Harnsystem Verdauungssystem Integumentsystem Atmungssystem

Bereich	Rollenbeziehungen	Sexualität	Coping/Stresstoleranz	Lebensgrundsätze
Klasse	Fürsorgerollen Familienbeziehungen Rollenverhalten	Sexuelle Identität Sexualfunktion Fortpflanzung	Posttraumatische Reaktionen Bewältigungsreaktionen Neurobehavioraler Stress	Werte Überzeugungen Werte-/Überzeugungs-/Handlungskongruenz

NANDA INTERNATIONAL (2005–2006): NANDA-Pflegediagnosen. Definition und Klassifikation.

Aktivität/Ruhe	Wahrnehmung Kognition	Selbstwahrnehmung
Schlaf/Ruhe Selbstwertgefühl Körperbild	Aufmerksamkeit Orientierung Empfinden/Wahrnehmung Kognition Kommunikation	Selbstkonzept Selbstwertgefühl Körperbild

Sicherheit/Schutz	Befinden (Comfort)	Wachstum/ Entwicklung
Infektion Umgebungsbezogenes Befinden Physisch Verletzung Gewalt Umweltgefahren Körperabwehr Thermoregulation	Körperliches Befinden Soziales Befinden	Wachstum Entwicklung

5 AEDL nach Krohwinkel

5.1 AEDL – Kommunizieren können

(Taxonomie II, Bereiche: Perzeption/Kognition, Wahrnehmung/Perzeption, Wahrnehmung/Erkennen)

Pflegediagnosen/Probleme	Kompetenzen (Fähigkeiten/Ressourcen)	
Hören		
Pflegediagnose ☐ Neglect ☐ Wahrnehmungsstörung: visuell, auditiv, kinästhetisch, gustatorisch, taktil, olfaktorisch ☐ Denkprozesse gestört ☐ Beeinträchtigte Gedächtnisleistung ☐ Akute Verwirrtheit ☐ Chronische Verwirrtheit ☐ Wissensdefizit (Bedeutet: ein Fehlen oder ein Mangel an kognitiven Informationen zu einem bestimmten Thema, z. B. mangelndes Erinnerungsvermögen) ☐ Beeinträchtigte verbale Kommunikation ☐ Orientierungsstörung ☐ Gestörte Denkprozesse ☐ Beeinträchtigte Gedächtnisleistung (Bedeutet: Unfähigkeit, Informationen oder verhaltensbezogene Handlungen zu erinnern oder zu behalten)	**Wellness-Pflegediagnose*** ☐ Bereitschaft für ein verbessertes spirituelles Wohlbefinden ☐ Bereitschaft für ein verbessertes Wissen ☐ Bereitschaft für eine verbesserte Kommunikation ☐ Verständigung durch lautes Sprechen möglich ☐ Verständigung durch Hilfsmittel (Hörgerät) möglich ☐ Verständigung durch lautes/deutliches Sprechen (Ablesen von den Lippen möglich) ☐ Kann lesen ☐ Kann schreiben ☐ Kann sich nur durch Mimik/Gestik verständigen ☐ Reagiert auf Ansprache und Geräusche ☐ Bemüht sich Neues zu erlernen ☐ Reagiert auf Ansprache ☐ Kann Blickkontakt herstellen ☐ Kann Hörgerät selbst einsetzen ☐ Hört auf linkem/rechtem Ohr gut ☐ Hört Fernseher mit Kopfhörer ☐ Hält Kommunikation zu anderen aufrecht ☐ Kann über Einschränkungen der Hörbehinderung sprechen	

Einteilung: VÜ = Volle-Übernahme TÜ = Teil-Übernahme A = Anleitung B = Begleiten U = Unterstützen
Häufigkeit: z. B. Transfer vom Bett in Rollstuhl: (2 x täglich, Toilettentraining: 6 x täglich oder Medikamentengabe durch Pflegefachkraft
* Die Pflegediagnosen wurden zitiert nach: NANDA INTERNATIONAL (2005–2006): Nanda-Pflegediagnosen. Definition und Klassifikation. Aus dem Amerikanischen von Michael Hermann und Jürgen Georg. Deutschsprachige Ausgabe herausgegeben von Jürgen Georg, Bern: Huber Verlag.

AEDL – Kommunikation/Orientierung

Ziele	Maßnahmen
☐ Versteht Gesagtes ☐ Akzeptiert das Hörgerät ☐ Akzeptiert Hilfe bei Hörgerätbenutzung ☐ Benutzt ein funktionstüchtiges Hörgerät ☐ Stürze sind vermieden	☐ Hilfestellung z. Verfüg. stellen (Schreibutensilien, Hörgerät) ☐ Art der Hilfsmittel ☐ Hörgeräte einsetzen/entfernen ☐ Unterstützung bei Hilfsmitteleinsatz (Hörgerät) ☐ Betont artikuliert sprechen ☐ Nonverbale Kommunikation ☐ Blickkontakt herstellen ☐ Informationen schriftlich mitteilen ☐ Hörgerät regelmäßig reinigen und/oder Batteriewechsel ☐ Auf der Seite des Hörgeräts sprechen ☐ Kurze und klare Sätze verwenden ☐ Fragen stellen, die mit Ja o. Nein beantwortet werden können ☐ Bildhaftes Erklären ☐ Unterstützung bei der Aufrechterhaltung bestehender Kontakte ☐ Bei Gleichgewichtsstörungen Unterstützung anbieten, z. B. beim Gehen, oder Hilfsmittel zur Verfügung stellen, s. AEDL 2) ☐ Geduldig sein

Um den individuellen Anforderungen des Patienten/Bewohners Rechnung zu tragen, lassen sich die Checklisten sehr leicht nach Belieben erweitern bzw. verändern. Somit können diese jederzeit neuen oder erweiterten Anforderungen angepasst werden.

AEDL nach Krohwinkel

Pflegediagnosen/Probleme	Kompetenzen (Fähigkeiten/Ressourcen)
Pflegeproblem ☐ Schwerhörigkeit ☐ Taubheit ☐ Vorhandenes Hörgerät kann nicht gehandhabt/akzeptiert werden ☐ Hörgerät wird nicht benutzt ☐ Hörvermögen eingeschränkt ☐ Bewohner versteht Gesprächsteilnehmer nicht ☐ Ohrgeräusche ☐ Gleichgewichtsstörungen	
Sprechen	
☐ Kann sich verbal nicht äußern ☐ Reagiert mit Wut und Trauer ☐ Sprachstörungen (Stottern, Stammeln, Wortfindungsstörungen) ☐ Spricht zu leise, unverständlich ☐ Kann deutsche Sprache nicht oder nur bruchstückhaft verstehen/sprechen ☐ Kann nur undeutlich wegen schlecht sitzendem Zahnersatz sprechen ☐ Traut sich wegen schlecht sitzendem Zahnersatz nicht zu sprechen ☐ Spricht erniedrigend, entwertend ☐ Nonverbale Kommunikation ☐ Vollständige Lähmung ☐ Kann sich nur mit Mimik/Gestik verständigen ☐ Verbale Kommunikation beeinträchtigt durch z. B. Aphasie, Demenz ☐ Redefluss unterbrochen, wenn Inhaltswort fehlt ☐ Versteht Gesagtes wegen kognitiver Einschränkung nicht ☐ Undeutliche Aussprache ☐ Gesichtsfeldausfall	☐ Kann sprechen ☐ Sprachfähigkeit teilweise erhalten ☐ Versteht und spricht einige Worte ☐ Kann sich durch Gestik/Mimik verständigen ☐ Kann sich mitteilen ☐ Verständigung durch Hilfsmittel (Schreibutensilien) möglich ☐ Kann lesen ☐ Kann schreiben ☐ Bemüht sich Neues zu erlernen ☐ Reagiert auf Ansprache ☐ Reagiert auf Ansprache mit Augenzwinkern ☐ Reagiert mit Augenkontakt ☐ Reagiert auf Bilder ☐ Führt logopädische Sprachübungen durch ☐ Kann sich mit einfachen Worten verständlich machen ☐ Kann mehrere Worte sprechen, z. B.: »Ja«, »Lala« oder »Ball« usw. ☐ Unterhält sich gern mit anderen Personen, z. B. über Sport, Kultur oder Fernsehsendungen ☐ Liest gern Tageszeitung und spricht über aktuelle Geschehnisse

Einteilung: VÜ = Volle-Übernahme TÜ = Teil-Übernahme A = Anleitung B = Begleiten U = Unterstützen
Häufigkeit: z. B. Transfer vom Bett in Rollstuhl: (2 x täglich, Toilettentraining: 6 x täglich oder Medikamentengabe durch Pflegefachkraft

AEDL – Kommunikation/Orientierung

Ziele	Maßnahmen
☐ Erfährt mehr Selbstsicherheit durch Verbesserung des Sprachvermögens ☐ Verständigt sich über Gestik und Mimik ☐ Spricht und versteht besser ☐ Akzeptiert Zahnersatz ☐ Überprüft seinen Kommunikationsstil ☐ Kommuniziert, ohne Mitmenschen zu verletzen ☐ Teilt eigene Bedürfnisse/Wünsche mit ☐ Vorhandene Sprachfähigkeiten sind erhalten ☐ Zahnersatz ist angepasst ☐ Kann Wut, Ärger und Aggression in adäquater Weise mitteilen ☐ Möglichkeit der Validation ist gefunden	☐ Blickkontakt herstellen ☐ Informationen schriftlich mitteilen, z. B. Tafel und Symbole ☐ Sprachübungen anregen/durchführen ☐ Nur direkte Fragen stellen ☐ Kurze klare Sätze benutzen ☐ Aktives Zuhören ☐ Anleitung/Unterstützung bei Hilfsmitteleinsatz (Sprechkanülen) ☐ Art der Hilfsmittel ☐ Auf gut sitzenden Zahnersatz achten ☐ Zum Sprechen motivieren ☐ Zeit lassen beim Sprechen ☐ Bei Fremdsprache für geeignete Übersetzung sorgen ☐ Gespräch führen und Patient/Bewohner miteinbeziehen ☐ Nonverbale Kommunikation ☐ Basale Stimulaton ☐ Musik ☐ Sozialer Isolation vorbeugen ☐ Fragen stellen, die mit Ja oder Nein zu beantworten sind ☐ Patient/Bewohner das Gefühl geben, sich normal unterhalten zu können

Um den individuellen Anforderungen des Patienten/Bewohners Rechnung zu tragen, lassen sich die Checklisten sehr leicht nach Belieben erweitern bzw. verändern. Somit können diese jederzeit neuen oder erweiterten Anforderungen angepasst werden.

AEDL nach Krohwinkel

Pflegediagnosen/Probleme	Kompetenzen (Fähigkeiten/Ressourcen)	
☐ Spricht im Singsang, spricht dauernd dieselbe Melodie ☐ Laufende Wiederholung des Gesagten ☐ Sprachinhalte nicht/oder nur zum Teil nachvollziehbar ☐ Schreiben und Lesen nur eingeschränkt oder gar nicht mehr möglich ☐ Atemnot beim Sprechen ☐ Kontaktaufnahme gestört durch Sprachunfähigkeit ☐ Kontaktaufnahme gestört durch Isolation (kann Wohnung nicht allein verlassen)	☐ Unterhält sich gern über die Vergangenheit ☐ Kommuniziert gern mit anderen ☐ Kann seine Bedürfnisse und Wünsche mitteilen ☐ Reagiert auf Berührung mit leichtem Jammern ☐ Kann auf Dinge zeigen ☐ Kann sich wunschgemäß ausdrücken ☐ Spricht Menschen an, von denen er sich angesprochen fühlt ☐ Kann je nach Tagesform ohne Wortfindungsstörungen sprechen ☐ Akzeptiert Regeln der Kommunikation ☐ Nonverbale Kommunikation	
Sehen		
☐ Hat eingeschränktes Sehvermögen ☐ Hat eingeschränktes Sehvermögen, trotz optimaler Sehhilfe ☐ Fehlende Hell-Dunkel-Adaption ☐ Augenerkrankung ☐ Grauer Star/Grüner Star ☐ Altersbedingte Durchblutungsstörung der Netzhaut ☐ Trockenheit der Augen ☐ Ist blind ☐ Hat eine Gesichtsfeldeinschränkung ☐ Kann nicht lesen ☐ Kann nicht schreiben ☐ Reagiert lichtempfindlich ☐ Kann Farben nicht unterscheiden ☐ Hat tränende oder entzündete Augen beim Lesen oder Fernsehen ☐ Geht unsicher, reagiert unsicher, verletzt sich häufig	☐ Nimmt Hilfsmittel/Orientierungshilfen (Leselupe, Hörgerät etc.) ☐ Hat gut ausgebildeten Tastsinn ☐ Bemüht sich Neues zu erlernen ☐ Kann Brille oder Kontaktlinsen selbst benutzen ☐ Nimmt gern am sozialen Leben teil ☐ Findet sich in der näheren Umgebung zurecht ☐ Kennt den Weg zwischen Zimmer und Speisesaal ☐ Nimmt gern Hilfe an ☐ Benutzt elektronische Orientierungshilfen ☐ Hört gern Hörbücher	

Einteilung: VÜ = Volle-Übernahme TÜ = Teil-Übernahme A = Anleitung B = Begleiten U = Unterstützen
Häufigkeit: z. B. Transfer vom Bett in Rollstuhl: (2x täglich, Toilettentraining: 6x täglich oder Medikamentengabe durch Pflegefachkraft

AEDL – Kommunikation/Orientierung

Ziele	Maßnahmen
	☐ Wichtige Gegenstände in Reichweite stellen ☐ Aktives Zuhören (Aufmerksamkeit, Konzentration und Interesse zeigen) ☐ Radio und TV bereitstellen/einschalten ☐ Besuch und Kontakt fördern ☐ Muttersprache nutzen, z. B. Guten Morgen ☐ **Validation** ☐ Auf Gefühlsleben eingehen ☐ Ruhe ausdrücken, Geduld haben und Patient/Bewohner ausreden lassen ☐ Schlüsselwörter erkennen und verwenden
☐ Akzeptiert die Brille ☐ Besitzt angepasste Sehhilfe ☐ Findet Brille am Stammplatz wieder ☐ Benutzt Kontakthilfen (technische Hilfen) ☐ Stürze sind vermieden	☐ Anleitung, die täglichen Verrichtungen selbstständig durchzuführen ☐ Hilfestellung geben, z. B. Brille aufsetzen ☐ Gegenstände an vereinbarten Orten hinterlegen und absichern ☐ Brille reinigen ☐ Orientierungsvermögen stärken, Angst und Unsicherheit nehmen, z. B. Wege, Umgebung anpassen ☐ Sicherheit gewährleisten (z. B. Stolperfallen vermeiden) ☐ Für regelmäßige Augenarztkontrollen sorgen ☐ Medikamente, z. B. Augentropfen bzw. Salbe, verabreichen

Um den individuellen Anforderungen des Patienten/Bewohners Rechnung zu tragen, lassen sich die Checklisten sehr leicht nach Belieben erweitern bzw. verändern. Somit können diese jederzeit neuen oder erweiterten Anforderungen angepasst werden.

AEDL nach Krohwinkel

Pflegediagnosen/Probleme	Kompetenzen (Fähigkeiten/Ressourcen)
Orientierung	
☐ Zeitlich teilweise orientiert ☐ Zeitlich nicht orientiert ☐ Persönlich teilweise orientiert ☐ Persönlich nicht orientiert ☐ Örtlich teilweise orientiert ☐ Örtlich nicht orientiert ☐ Situativ teilweise orientiert ☐ Situativ nicht orientiert ☐ Wahrnehmungsstörungen ☐ Weglauftendenz ☐ Läuft ziellos umher, ist unruhig, aufgeregt ☐ Tag-/Nacht-Umkehr ☐ Konzentration eingeschränkt ☐ Gedankenabrisse ☐ Bestehlungswahn ☐ Erlebt die Wirklichkeit nur bruchstückhaft ☐ Zeigt wenig Interesse an der Umgebung ☐ Verzögerte Entscheidungsfindung oder Schwanken zwischen Alternativen ☐ Äußert Gefühl von Verzweiflung, z. B. eine Entscheidung zu treffen ☐ Beeinträchtigte Fähigkeit, sich an jüngste Ereignisse, Informationen, Aktivitäten, Namen und Orte zu erinnern ☐ Beeinträchtigte Erinnerungsfähigkeit, ob eine bestimmte Handlung ausgeführt wurde oder auszuführen ist ☐ Beeinträchtigte Fähigkeit, sich an bestimmte Gedächtnisinhalte zu erinnern ☐ Beeinträchtigte Fähigkeit, bestimmte Verhaltensweisen abzurufen ☐ Vergessen einer Verhaltensweise	☐ Zeitlich teilweise orientiert ☐ Persönlich teilweise orientiert ☐ Örtlich teilweise orientiert ☐ Situativ teilweise orientiert ☐ Ist orientiert ☐ Kennt Personen und Gegenstände ☐ Freut sich, wenn Besuch kommt ☐ Erkennt Orientierungshilfe, z. B. Bild an der Zimmertür ☐ Reagiert positiv auf Validation ☐ Erkennt Personal ☐ Erkennt je nach Tagesform Personen und Gegenstände ☐ Fühlt sich in Gemeinschaft wohl ☐ Geht auf andere zu ☐ Hat Vertrauen ☐ Kann Bedürfnisse und Wünsche ausdrücken ☐ Spricht gern über Erinnerungen ☐ Ist zur eigenen Person orientiert ☐ Findet sich im Wohnbereich zurecht

Einteilung: VÜ = Volle-Übernahme TÜ = Teil-Übernahme A = Anleitung B = Begleiten U = Unterstützen
Häufigkeit: z. B. Transfer vom Bett in Rollstuhl: (2 x täglich, Toilettentraining: 6 x täglich oder Medikamentengabe durch Pflegefachkraft

AEDL – Kommunikation/Orientierung

Ziele	Maßnahmen
☐ Fühlt sich sicher ☐ Ist orientiert ☐ Ist angstfrei ☐ Fühlt sich in seiner Umwelt sicher ☐ Hat seinen Tag strukturiert ☐ Findet sich zurecht ☐ Sicheres Umfeld ☐ Findet sich in der Umgebung zurecht ☐ Erkennt Einrichtungsgegenstände ☐ Nutzt Orientierungshilfen **Sonstiges** ☐ Fühlt sich wohl ☐ Pflegt Kontakt zu den Bewohnern und Mitarbeitern ☐ Hat Vertrauen ☐ Signalisiert Vertrauen zu … ☐ Fühlt sich akzeptiert und angenommen ☐ Geht mit Hilfsmitteln um ☐ Hat Selbstvertrauen ☐ Benutzt Hilfsmittel (Radio, Fernseher) ☐ Schätzt seine Einschränkung richtig ein ☐ Akzeptiert seine Situation ☐ Erkennt schmerzauslösende Faktoren ☐ Nimmt Gefühle wahr und lässt sie zu ☐ Nimmt Bedürfnisse und Wünsche wahr ☐ Nimmt Wut, Ärger und Aggression in adäquater Weise wahr	☐ Orientierungshilfen geben (Kalender, Uhr, Farben, Wege) ☐ Beaufsichtigung des Patienten/Bewohners ☐ Gegenstände an vereinbarten Orten hinterlegen und absichern ☐ Für gleich bleibenden Tagesablauf sorgen ☐ Situation erklären ☐ Gedächtnistraining ☐ Angehörige/Bezugsperson mit einbeziehen ☐ Einbeziehen in den Tagesablauf ☐ Beschäftigung anbieten, einbeziehen und auf Fähigkeiten eingehen ☐ Auf Normalität achten ☐ Validation ☐ In klaren einfachen Schritten anleiten ☐ Patient/Bewohner immer mit Namen ansprechen **Einschalten weitere Berufsgruppen** ☐ Logopädie ☐ Ergotherapie ☐ Facharzt ☐ **Angehörigenarbeit** ☐ **Desorientierungsprophylaxe** ☐ siehe auch Standard Nr. … ☐ Krankheitsbedingte Risikofaktoren ausschließen bzw. vermindern ☐ Orientierendes Verhalten umsetzen ☐ Angst auslösende Situationen entschärfen ☐ Gedächtnistraining anregen ☐ Auf mögliches selbstgefährdendes und aggressives Verhalten achten ☐ Auf Weglaufdendenz und Umtriebigkeit achten

Um den individuellen Anforderungen des Patienten/Bewohners Rechnung zu tragen, lassen sich die Checklisten sehr leicht nach Belieben erweitern bzw. verändern. Somit können diese jederzeit neuen oder erweiterten Anforderungen angepasst werden.

AEDL nach Krohwinkel

Pflegediagnosen/Probleme	Kompetenzen (Fähigkeiten/Ressourcen)	
Wahrnehmungsstörungen		
☐ Beeinträchtigte Wahrnehmung ☐ Beeinträchtigte Fähigkeit, Vorstellungen zu erfassen und oder zu ordnen ☐ Aufmerksamkeits-/Konzentrationsdefizit ☐ Eingeschränkte Fähigkeit, längere Zeit aufmerksam zu sein ☐ Fehlen der Fähigkeit, die Aufmerksamkeit/ Konzentration länger auf ein Ziel zu leiten ☐ Unruhe		
Beispiel		
Pflegediagnose ☐ Eingeschränkte Sehfähigkeit **Pflegeproblem** ☐ Altersbedingte Durchblutungsstörung der Netzhaut	☐ Findet sich in der näheren Umgebung zurecht ☐ Kann Brille allein putzen und aufsetzen ☐ Hört gern Hörspiele (Krimis) ☐ Kann gut mit Telefon (große Tasten/Kurzwahl) umgehen ☐ Telefoniert täglich mit Angehörigen ☐ Unterhält sich gern mit anderen Mitbewohnern	

Einteilung: VÜ = Volle-Übernahme TÜ = Teil-Übernahme A = Anleitung B = Begleiten U = Unterstützen
Häufigkeit: z. B. Transfer vom Bett in Rollstuhl: (2 x täglich, Toilettentraining: 6 x täglich oder Medikamentengabe durch Pflegefachkraft

AEDL – Kommunikation/Orientierung

Ziele	Maßnahmen
☐ Nimmt Kontrolluntersuchungen regelmäßig wahr ☐ Isolation ist vermieden – Integration ist gefördert ☐ Sozialkontakte des Bewohners sind erhalten ☐ Reagiert mit Entspannug auf Körperkontakt	☐ **Sturzprophylaxe** ☐ siehe auch Standard Nr. ... ☐ Einschätzen des Risikos und allgemeiner Hilfestellung ☐ Hindernisse und Gefahren beseitigen ☐ Begleitung anbieten ☐ Geeignete Halt- und Stützmöglichkeiten bieten ☐ Beachtung und Berücksichtigung medizinischer Gefahren ☐ Passive Schutzmaßnahmen zur Verfügung stellen, z. B. Hüftprotektoren ☐ Patient/Bewohner auffordern, sich zu melden, wenn er Hilfe braucht
☐ Vorhandene Fähigkeiten sind erhalten und gefördert, z. B. Umgang mit technischen Hilfen (Telefon) ☐ Findet sich in der weiteren Umgebung zurecht ☐ Kontakt zu Angehörigen ist erhalten	☐ Sicherheit gewährleisten (z. B. Stolperfallen beseitigen) ☐ Orientierungsvermögen, Angst und Unsicherheit nehmen, z. B. Wege, Umgebung anpassen ☐ Darauf achten, dass alles am gewohnten Platz liegt ☐ Einbeziehen/Auffordern/Begleiten des Patienten/Bewohners zu Angeboten des Hauses, z. B. Gesprächskreis, Lesungen, Gedächtnistraining

Um den individuellen Anforderungen des Patienten/Bewohners Rechnung zu tragen, lassen sich die Checklisten sehr leicht nach Belieben erweitern bzw. verändern. Somit können diese jederzeit neuen oder erweiterten Anforderungen angepasst werden.

5.2 AEDL – Sich bewegen können

(Taxonomie II, Bereiche: Aktivität/Bewegung Aktivität/Ruhe, Wahrnehmung/Kognition, Gesundheitsförderung/Gesundheitsmanagement, Befinden, Sicherheit)

Pflegediagnosen/Probleme	Kompetenzen (Fähigkeiten/Ressourcen)
Pflegediagnose ☐ Beeinträchtigte Bett-Mobilität ☐ Beeinträchtigte Gehfähigkeit ☐ Beeinträchtigte körperliche Mobilität ☐ Beeinträchtigte Rollstuhlmobilität ☐ Beeinträchtigte Transferfähigkeit ☐ Bewegungsmangel ☐ Gefahr eines Immobilitätssyndrom ☐ Ruheloses Umhergehen ☐ Beschäftigungsdefizit ☐ Erschöpfung (Bedeutet: Müdigkeitsgefühl und verminderte Fähigkeit, körperliche und geistige Arbeit zu leisten z. B. körperliche Beschwerden) ☐ Aktivitätstoleranz (Bedeutet: Ungenügende physische oder psychische Kraft oder Energie, um erforderliche oder erwünschte alltägliche Aktivitäten durchzuhalten oder auszuführen) ☐ Akute Schmerzen ☐ Chornische Schmerzen ☐ Sturzgefahr ☐ Beeinträchtigte Haushaltsführung **Pflegeproblem** Kann nicht allein ☐ gehen/stehen/sitzen/Treppen steigen Kann nicht ☐ gehen/stehen/sitzen/Treppen steigen	**Wellness-Pflegediagnose** ☐ Bereitschaft für eine verbesserte Bewegung ☐ Kann Mikrobewegungen ausführen, z. B. Kopf drehen ☐ Reagiert auf basale Stimulation mit Muskelentspannung ☐ Ist motiviert und arbeitet aktiv an der Vermeidung von Kontrakturen mit, durch aktive Bewegungsübungen, z. B. Heben der Beine ☐ Kann aktiv bei der Vermeidung von Thrombosen mitarbeiten, z. B. Hochlegen der Beine, Füße kreisen lassen ☐ Kann aktiv an der Vermeidung von Dekubitus mitarbeiten (durch kleine Positionswechsel im Bett) ☐ Ist motiviert/will sich bewegen ☐ Kann allein Bett verlassen ☐ Kann sich selbstständig im Rollstuhl fortbewegen ☐ Kann sich selbstständig mit Gehhilfen fortbewegen ☐ Schätzt eigene Situation realistisch ein ☐ Kann sich selbstständig bewegen ☐ Kann Schmerzen mitteilen ☐ Kann Schmerzen durch (Jammern/Stöhnen) äußern ☐ Kann Schmerzen nonverbal durch Mimik/Gestik äußern

Einteilung: VÜ = Volle-Übernahme TÜ = Teil-Übernahme A = Anleitung B = Begleiten U = Unterstützen
Häufigkeit: z. B. Transfer vom Bett in Rollstuhl: (2x täglich, Toilettentraining: 6x täglich oder Medikamentengabe durch Pflegefachkraft

AEDL – Sich bewegen

Ziele	Maßnahmen
☐ Vorhandene Fähigkeiten sind erhalten und gefördert, z. B. kurze Strecken gehen, aktive Bewegungsübungen ☐ Bewegt eingeschränkt Kopf, Oberkörper, Extremitäten ☐ Bewegt Kopf, Oberkörper, Extremitäten ohne Einschränkung ☐ Ist selbstsicher/motiviert ☐ Sitzt/steht/geht mit Hilfe ☐ Liegt bequem, hat keine Kontrakturen ☐ Vorhandene Beweglichkeit ist erhalten und gefördert ☐ Hält Gleichgewicht beim Sitzen auf Bettkante ☐ Steht mit Unterstützung vor dem Bett ☐ Steht selbstständig vor dem Bett ☐ Kann sich sicher im Zimmer bewegen/mit/ohne Hilfe ☐ Kann allein aus dem Bett aufstehen ☐ Kann allein zu Bett gehen ☐ Geht sicher und angstfrei ☐ Führt den Transfer mit Hilfe/selbstständig durch ☐ Wendet Hilfsmittel mit Hilfe/selbstständig an ☐ Fühlt sich sicher ☐ Akzeptiert eigene Schwäche ☐ Kann mit Schmerzen umgehen	**Hilfestellung beim** ☐ Gehen ☐ Stehen ☐ Treppensteigen ☐ In sitzende Position bringen ☐ Eine Pflegekraft erforderlich ☐ Zwei Pflegekräfte erforderlich **Hilfestellung beim Transfer** ☐ Vollübernahme des Transfers nach kinästhetischen Regeln ☐ Bett ☐ Stuhl ☐ Rollstuhl ☐ Toilette ☐ Bad ☐ Dusche ☐ Eine Pflegekraft erforderlich ☐ Zwei Pflegekräfte erforderlich ☐ Bewohner mit Rollstuhl ins Bad/Duschbad fahren ☐ Bewohner mit Rollstuhl in den Speisesaal fahren ☐ Bobath wird angewendet ☐ Hilfestellung beim Mobilisieren ☐ Zum Sitzen am Bettrand verhelfen ☐ Hausschuhe anziehen ☐ Auf festes Schuhwerk achten ☐ Hilfsmittel bereitstellen, z. B. Rollator, Rollstuhl, Gehstock ☐ Begleitung und Unterstützung beim Gehen ☐ Begleitung in den Speisesaal

Um den individuellen Anforderungen des Patienten/Bewohners Rechnung zu tragen, lassen sich die Checklisten sehr leicht nach Belieben erweitern bzw. verändern. Somit können diese jederzeit neuen oder erweiterten Anforderungen angepasst werden.

AEDL nach Krohwinkel

Pflegediagnosen/Probleme	Kompetenzen (Fähigkeiten/Ressourcen)
Kann ☐ Kopf/Rumpf/Extremitäten nicht bewegen ☐ Kopf/Rumpf/Extremitäten teilweise bewegen Bettlägerigkeit ☐ Immobilität/Mobilisation nicht möglich/fest bettlägerig ☐ Kann Lage im Bett nicht selbstständig verändern Kann nicht selbstständig ☐ Aufstehen ☐ Zubettgehen ☐ Kann Transfer nicht eigenständig durchführen ☐ Angst/Unsicherheit beim Transfer **Gangart** ☐ Langsam ☐ Kraftlos ☐ Schlurfend ☐ Unsicher ☐ Trippelnd **Bewegungsstörung** ☐ Kann re./li. Körperhälfte nicht wahrnehmen ☐ Gesteigerter Bewegungsdrang ☐ Leidet unter Bewegungsarmut/-mangel ☐ Koordinationsstörungen ☐ Sturzgefahr ☐ Kraftlosigkeit und muskuläre Schwächen ☐ Muskelschmerzen und Verhärtungen, Spastik ☐ Kann Bewegungsabläufe nicht mehr koordinieren ☐ Kann nur kurze Strecken gehen	☐ Äußert Schmerzlinderung und Muskelentspannung ☐ Kann sich in gewohnter Umgebung teilweise/selbstständig fortbewegen ☐ Toleriert nur bestimmte Lage beim Mobilisieren, z. B. nur Rücken oder rechte Seite ☐ Kann beim Transfer mithelfen, z. B. durch Stehen und Festhalten an der Pflegekraft oder Haltemöglichkeiten ☐ Hilft beim Mobilisieren/Lagern durch Abstützen mit den Füßen ☐ Kann im Rollstuhl die Position halten, ca. 1–2 Std. ☐ Kann sich mit Leichtlaufrollstuhl selbst bewegen ☐ Geht gern zur Gymnastik ☐ Kann Wünsche und Bedürfnisse äußern ☐ Kann Wohnung allein verlassen ☐ Geht täglich gern in den Garten spazieren ☐ Läuft täglich zweimal den Flur der Einrichtung rauf und runter ☐ Geht mit Angehörigen alle zwei Tage außer Haus ☐ Geht täglich in die Stadt (nur mit Rollator) ☐ Geht gern zu Veranstaltungen/Angeboten im Haus/außer Haus *große Gelenke* *Extremitäten*

Einteilung: VÜ = Volle-Übernahme TÜ = Teil-Übernahme A = Anleitung B = Begleiten U = Unterstützen
Häufigkeit: z. B. Transfer vom Bett in Rollstuhl: (2× täglich, Toilettentraining: 6× täglich oder Medikamentengabe durch Pflegefachkraft

AEDL – Sich bewegen

Ziele	Maßnahmen
☐ Gründe für Schmerzen sind erkannt ☐ Schmerzen sind gelindert bzw. Schmerzfreiheit ☐ Thrombosegefahr ist vermieden ☐ Sturzgefahr ist vermieden ☐ Kontrakturen sind vermieden ☐ Dekubitus ist vermieden ☐ Liegt bequem, hat keinen Dekubitus ☐ Dekubitusgefährdete Körperregionen sind frei von dauernden Druckbelastung ☐ Kann angestrebte Örtlichkeiten (z. B. Toilette, Veranstaltungen, Speiseraum) mit Hilfe bzw. mit Hilfsmitteln/selbstständig aufsuchen ☐ Rechte Körperhälfte ist miteinbezogen ☐ Linke Körperhälfte ist miteinbezogen ☐ Gelähmte Körperhälfte wird akzeptiert ☐ Intakte Haut ☐ Selbstbestimmung am sozialen Leben ist erhalten	☐ Zur Teilnahme an bewegungsfördernden Angeboten im Haus oder außer Haus erinnern/ermuntern/ begleiten ☐ Erkennen von Weglauftendenz und Maßnahmen einleiten ☐ Erkennen von hohem Bewegungsdrang/Erschöpfungszuständen ☐ Auf Bewohner ruhig zugehen, Ruhemöglichkeiten wie Stuhl oder Sessel anbieten, ruhige Musik spielen und ablenken, z. B. Einbeziehen in Aktivitäten ☐ Validieren **Lagerung/Mobilisation/Bewegungsplan** ☐ Mobilisation/Lagerung nach Standard ☐ Individuelle Lagerung/Mobilisation/Bewegung ☐ Lagerung/Mobilisation nach Bewohnerwünschen ☐ Lagerung/Mobilisation z. B. nur auf z. B. Rücken oder rechter/linker Seite möglich ☐ Bei Lagerung/Mobilisation auf Schmerzfreiheit achten (gegebenfalls vor Lagerung Schmerztherapie mit einbeziehen) ☐ Konsequente Druckentlastung von gefährdeten Körperregionen ☐ Mobilisieren in den Rollstuhl von ca. 8:30 bis 12:30 Uhr und von 14:30 bis ca.19:30 Uhr ☐ Eine Pflegekraft erforderlich ☐ Zwei Pflegekräfte erforderlich **Art der Hilfsmittel, z. B.** ☐ Lagerungskissen ☐ Wechseldruckmatratze (immer Einstellung überprüfen) ☐ Lifter

Um den individuellen Anforderungen des Patienten/Bewohners Rechnung zu tragen, lassen sich die Checklisten sehr leicht nach Belieben erweitern bzw. verändern. Somit können diese jederzeit neuen oder erweiterten Anforderungen angepasst werden.

AEDL nach Krohwinkel

Pflegediagnosen/Probleme	Kompetenzen (Fähigkeiten/Ressourcen)	
Thrombosegefahr ☐ Venöse Stauung: Umfangzunahme der betroffenen Extremitäten ☐ Betroffene Extremität gerötet, Überwärmung ☐ Schweregefühl, Taubheitsgefühl, Ameisenlaufen, Brennen und Kribbeln in den betroffenen Extremitäten, Fußsohlenschmerz ☐ Schmerzen entlang der Beinvene(n) **Kontrakturgefahr** ☐ Fehlende Gelenkbeweglichkeit ☐ Schmerzen beim Bewegen von Gelenken ☐ Gelenk lässt sich nicht mehr vollständig beugen, strecken, ab- oder adduzieren **Dekubitusgefahr** ☐ Verminderte Haut- und Gewebedurchblutung ☐ Vorgeschädigte Haut/Gewebe ☐ Immobilität (Koma, Sedierung) ☐ Stoffwechselerkrankung ☐ Inkontinenz ☐ Adipositas **Sturzgefahr** ☐ Bewegungsapparat ist eingeschränkt ☐ Neurologische Ausfälle ☐ Bewusstseinsstörung ☐ Herz-/Kreislauferkrankungen ☐ Gleichgewichtsstörungen ☐ Schwindelgefühl ☐ Sehstörungen		

Einteilung: VÜ = Volle-Übernahme TÜ = Teil-Übernahme A = Anleitung B = Begleiten U = Unterstützen
Häufigkeit: z. B. Transfer vom Bett in Rollstuhl: (2x täglich, Toilettentraining: 6x täglich oder Medikamentengabe durch Pflegefachkraft

AEDL – Sich bewegen

Ziele	Maßnahmen
	Prophylaxen
	Kontrakturprophylaxe
	☐ siehe auch Standard Nr. …
	☐ Mobilisation/Lagerung nach Standard oder Wunsch
	☐ Aktive Bewegungsübungen, z. B. Geh- und Stehübungen
	☐ Bewegungsübungen werden mit KG abgestimmt und ausgeführt
	☐ Passive Bewegungsübungen
	☐ Regelmäßige Bewegung kontrakturgefährdeter Gelenke ist sichergestellt
	☐ Vorsicht bei Schlaganfall! Es können spastische Reaktionen ausgelöst werden
	☐ Bewegungsübungen sind in den Pflegeablauf integriert
	Aktive Bewegungsübungen
	☐ Übungen beschreiben
	☐ Aktive Bewegungsübungen am Morgen bei der Körperpflege und am Abend bei der Abendtoilette
	☐ _____
	Passive Bewegungsübungen
	☐ Übungen beschreiben
	☐ Passive Bewegungsübungen aller großen Gelenke immer beim Lagern/Bewegen/Mobilisieren
	☐ _____
	☐ _____
	Thrombosephylaxe
	☐ siehe auch Standard Nr. …
	☐ Beobachten und rechzeitiges Erkennen von Thrombose-Frühzeichen
	☐ Förderung der Durchblutung durch Mobilisations- und Bewegungsübungen
	☐ Lagerung und Lageveränderung
	☐ Antithrombosestrümpfe nach Maß
	☐ Wickeln der Beine nur im Liegen

Um den individuellen Anforderungen des Patienten/Bewohners Rechnung zu tragen, lassen sich die Checklisten sehr leicht nach Belieben erweitern bzw. verändern. Somit können diese jederzeit neuen oder erweiterten Anforderungen angepasst werden.

AEDL nach Krohwinkel

Pflegediagnosen/Probleme	Kompetenzen (Fähigkeiten/Ressourcen)

Einteilung: VÜ = Volle-Übernahme TÜ = Teil-Übernahme A = Anleitung B = Begleiten U = Unterstützen
Häufigkeit: z. B. Transfer vom Bett in Rollstuhl: (2x täglich, Toilettentraining: 6x täglich oder Medikamentengabe durch Pflegefachkraft

AEDL – Sich bewegen

Ziele	Maßnahmen
	☐ An- und Ausziehen der Antithromposestrümpfe/ Binden immer nur beim liegenden Patient/Bewohner ☐ Während der Körperpflegemaßnahmen Arme/Beine herzwärts ausstreichen (nicht bei Verdacht auf Thrombose, arterielle Durchblutungsstörungen, ausgepägte Varikosis, Phlebitis) **Sturzprophylaxe** ☐ siehe auch Standard Nr. … ☐ Einschätzen des Risikos und allgemeine Hilfestellung ☐ Hindernisse und Gefahren beseitigen ☐ Begleitung anbieten ☐ Geeignete Halt- und Stützmöglichkeiten bieten ☐ Beachtung und Berücksichtigung medizinischer Gefahren ☐ Passive Schutzmaßnahmen zur Verfügung stellen, z. B. Hüftprotektoren ☐ Bewohner auffordern, sich zu melden, wenn er Hilfe braucht ☐ Geeignete Hilfsmittel anbieten **Dekubitusprophylaxe** ☐ siehe auch Standard Nr. … ☐ Mobilität erhalten und fördern ☐ Mobilisation/Lagerung nach Standard oder Wunsch ☐ Beobachtung der Hautverhältnisse ☐ Haut und Körperpflege ☐ Eiweis- und vitaminreiche Kost ☐ Auf ausreichende Flüssigkeitszufuhr achten **Lagerungshilfsmittel** ☐ Geeignete Materialien für eine Druckentlastung einbeziehen ☐ Dekubitusmatratze/Wechseldruckmatratze ☐ Dekubitussitzkissen für Rollstuhl ☐ Gelauflagen ☐ Braden-Skala anwenden (1 x monatlich) oder bei Bedarf ▶

Um den individuellen Anforderungen des Patienten/Bewohners Rechnung zu tragen, lassen sich die Checklisten sehr leicht nach Belieben erweitern bzw. verändern. Somit können diese jederzeit neuen oder erweiterten Anforderungen angepasst werden.

AEDL nach Krohwinkel

Pflegediagnosen/Probleme	Kompetenzen (Fähigkeiten/Ressourcen)	
Beispiel		
Pflegediagnose ☐ Eingeschränkte Bewegungsfähigkeit **Pflegeproblem** ☐ Sehstörungen ☐ Kann nur kurze Strecken gehen, ist unsicher und ängstlich	☐ Läuft täglich zweimal den Flur der Einrichtung rauf und runter (mit Rollator und Begleitung) ☐ Geht gern zur Gymnastik und zu Angeboten im Haus, aber nur mit Begleitung ☐ Findet sich im eigenen Zimmer zurecht und läuft selbstständig mit Rollator im Zimmer	

Einteilung: VÜ = Volle-Übernahme   TÜ = Teil-Übernahme   A = Anleitung   B = Begleiten   U = Unterstützen
Häufigkeit: z. B. Transfer vom Bett in Rollstuhl: (2 x täglich, Toilettentraining: 6 x täglich oder Medikamentengabe durch Pflegefachkraft

AEDL – Sich bewegen

Ziele	Maßnahmen
	Anwendung freiheitsentziehender Maßnahmen ☐ Nach richterlicher Anordnung ☐ Gurt im Rollstuhl (Uhrzeit/HZ) ☐ Therapietisch (Uhrzeit/HZ) ☐ Bettgitter (während der Bettruhe z. B. von 13:00 bis 14:00 Uhr/von 20:00 bis 7:00 Uhr) ☐ Bettgurt (Uhrzeit/HZ) ☐ Engmaschige Kontrollen ☐ Eine Pflegekraft erforderlich ☐ Zwei Pflegekräfte erforderlich ☐ Auf Dekubituszeichen achten ☐ Schmerzen lindern ☐ Ärztliche Anordnung ausführen **Einschalten weiterer Berufsgruppen** ☐ Logopädie ☐ Ergotherapie ☐ Facharzt ☐ Arzt ☐ Krankengymnastik ☐ _____
☐ Sturzgefahr ist vermieden ☐ Unsicherheit und Angst sind vermieden durch Anwendung von Hilfsmitteln ☐ Findet sich in der weiteren Umgebung zurecht	☐ Auf festes Schuhwerk achten ☐ Aktive Bewegungsübungen am Morgen bei der Körperpflege und am Abend bei der Abendtoilette ☐ Zur Teilnahme an bewegungsfördernden Angeboten im Haus oder außer Haus begleiten und aufmuntern, allein zu gehen ☐ Hilfsmittel bereitstellen (Rollator) und auffordern, diesen zu benutzen

Um den individuellen Anforderungen des Patienten/Bewohners Rechnung zu tragen, lassen sich die Checklisten sehr leicht nach Belieben erweitern bzw. verändern. Somit können diese jederzeit neuen oder erweiterten Anforderungen angepasst werden.

AEDL nach Krohwinkel

5.3 AEDL – Vitale Funktionen des Lebens aufrechterhalten können

(Taxonomie II, Bereiche: Aktivität/Bewegung Aktivität/Ruhe, Sicherheit/Schutz, Ausscheidung)

Pflegediagnosen/Probleme	Kompetenzen (Fähigkeiten/Ressourcen)
Pflegediagnose ☐ Verminderte Herzleistung ☐ Gefahr einer unausgeglichenen Körpertemperatur ☐ Hyperthermie ☐ Hypothermie ☐ Unwirksame Wärmeregulierung ☐ Durchblutungsstörung: kardiopulmonale, renale, zerebrale, gastrointestinal periphere) ☐ Infektionsgefahr ☐ Unwirksamer Atemvorgang (Bedeutet: Inspirations- und/oder Expirationsvorgang, der nicht zu einer adäquaten Belüftung der Lunge führt) ☐ Unwirksame Selbstreinigung der Atemwege ☐ Beeinträchtigter Gasaustausch (Bedeutet: Übermäßiger oder zu geringer Sauerstoff- und/oder Kohlendioxidaustausch in den Alveolarkapillaren) **Pflegeproblem** **Wärme- und Kälteempfinden** ☐ Friert leicht ☐ Hat ständig kalte Füße ☐ Hat ständig kalte Hände ☐ Durchblutungsstörungen ☐ Starke Schweißabsonderungen ☐ _____ ☐ _____	☐ Ist kooperativ ☐ Zieht Weste an, wenn es kalt ist ☐ Zieht bei kalten Füßen dicke Socken an ☐ Lehnt das Tragen von dicken Socken ab ☐ Nimmt Hilfestellung an ☐ Ist motiviert sich mit der Situation auseinander zu setzen ☐ Kann sich mitteilen ☐ Ist mobil ☐ Ist orientiert ☐ Kennt eigene körperliche Belastbarkeit und Fähigkeit ☐ Kennt die Normalwerte und kann mit Messgerät umgehen (BZ) ☐ Schreibt Werte selbst auf ☐ Kann Flüssigkeit zu sich nehmen ☐ Akzeptiert Hilfsmittel wie Inhalator ☐ Kann Sauerstoffgerät selbst benutzen ☐ Kann Atemtechnik anwenden und dadurch Atemnot vorbeugen ☐ Kann Situation einschätzen, bleibt ruhig und gelassen ☐ Akzeptiert Einschränkungen ☐ Kann mit Einschränkungen umgehen (z. B. Aufsetzen bei Atemnot) ☐ Kann sich bei Unwohlsein bei Nachbarn melden *RR + Puls*

Einteilung: VÜ = Volle-Übernahme TÜ = Teil-Übernahme A = Anleitung B = Begleiten U = Unterstützen
Häufigkeit: z. B. Transfer vom Bett in Rollstuhl: (2 x täglich, Toilettentraining: 6 x täglich oder Medikamentengabe durch Pflegefachkraft

AEDL – Vitale Funktionen des Lebens aufrechterhalten können

Ziele	Maßnahmen
☐ Hat normale Körpertemperatur ☐ Trägt keine synthetische Kleidung ☐ Ist gepflegt und fühlt sich wohl ☐ Hat stabilen Blutdruck, den Kreislaufverhältnissen entsprechend ☐ Ist weitestgehend beschwerdefrei ☐ Hat eine normale/freie Atmung ☐ Kann mit Sauerstoffgerät umgehen ☐ Kann Sekret abhusten ☐ Sekretfreie Atemwege ☐ Besitzt eine intakte Atemschleimhaut ☐ Ist ausreichend versorgt mit Sauerstoff/ Frischluft ☐ Empfindet Erleichterung beim Atmen und Abhusten ☐ Kennt Techniken zum Abhusten und Atemübungen und kann diese einsetzen ☐ Pneumoniegefahr ist frühzeitig erkannt ☐ Erkennt Notwendigkeit der Maßnahmen ☐ Komplikationen sind frühzeitig erkannt/wird vorgebeugt ☐ Komplikationen sind vermieden ☐ Verschlechterung des Krankheitsbildes ist frühzeitig erkannt ☐ Auslösende Faktoren sind vermieden ☐ Sicherheit im Wohnumfeld	☐ Verabreichen der verordneten Medikamente ☐ Unterstützung bei Ausführungen der ärztlichen Anordnungen ☐ Blutzuckermessung nach ärztlicher Anordnung ☐ Blutdruckmessung nach ärztlicher Anordnung, z. B. 1 x tägl. ☐ Pulsmessung ☐ Temperaturmessung ☐ Kreislauffördernde Waschungen ☐ Anziehen von warmen Strümpfen/Socken, z. B. am Abend ☐ Einreibungen der Füße ☐ Fußbad am Abend ☐ _____ ☐ _____ ☐ Hilfestellung beim Abhusten ☐ Sekret absaugen ☐ Unterstützung bei der Inhalation ☐ Inhalieren ☐ Sauerstoffgerät bereitstellen und einsetzen ☐ Luftbefeuchtung ☐ Atem stimulierende Einreibungen ☐ Atmungsfördernde Bewegungsübungen im Rahmen der Pflege ☐ Schleimlösende Tees anbieten ☐ Lagerung zur Erleichterung des Atmens ☐ _____ ☐ _____ ☐ Ausscheidungen überprüfen (Menge, Konsistenz, Farbe) ☐ _____

Um den individuellen Anforderungen des Patienten/Bewohners Rechnung zu tragen, lassen sich die Checklisten sehr leicht nach Belieben erweitern bzw. verändern. Somit können diese jederzeit neuen oder erweiterten Anforderungen angepasst werden.

AEDL nach Krohwinkel

Pflegediagnosen/Probleme	Kompetenzen (Fähigkeiten/Ressourcen)	
Herz-Kreislauf ☐ Hypertonie ☐ Hypotonie ☐ Herzklopfen ☐ Nasenbluten ☐ Schwindel ☐ Ohrensausen **Atmung** ☐ Atemnot ☐ Atemnot bei Anstrengung ☐ Sauerstoffmangel ☐ Benötigt Sauerstoffgaben ☐ Abhängig von Hilfsmitteln, z. B. Sauerstoffgerät ☐ Hat verschleimte Atemwege ☐ Husten und Atemgeräusche ☐ Schmerzen beim Atmen ☐ Oberflächliche Atmung ☐ Atemnot bei Angst und Erregungszuständen **Pneumoniegefahr** ☐ Chronische Lungenerkrankung ☐ Allgemeine Abwehrschwäche ☐ Herzerkrankung ☐ Sekretstau im Bronchialsystem ☐ Aspiration ☐ Verminderte Lungenbelüftung ☐ Absteigende Infektionen durch Mund-, Nasen und Rachenraum ☐ Adipositas ☐ Immobil bettlägerig		

Einteilung: VÜ = Volle-Übernahme TÜ = Teil-Übernahme A = Anleitung B = Begleiten U = Unterstützen
Häufigkeit: z. B. Transfer vom Bett in Rollstuhl: (2 x täglich, Toilettentraining: 6 x täglich oder Medikamentengabe durch Pflegefachkraft

AEDL – Vitale Funktionen des Lebens aufrechterhalten können

Ziele	Maßnahmen
	☐ _____ ☐ Aromatherapie ☐ Hochlagern der Beine ☐ Angemessene Flüssigkeitszufuhr ☐ Flüssigkeitsbilanz und regelmäßige Gewichtskontrolle ☐ Beruhigende Gespräche ☐ Beratung bezüglich des Umgangs mit der Erkrankung ☐ _____ ☐ _____ **Einschalten weiterer Berufsgruppen** ☐ _____ ☐ _____ **Pneumonieprophylaxe** ☐ siehe auch Standard Nr. … ☐ Atemgymnastik ☐ Richtige Atemtechnik unterstützen ☐ Atem unterstützende Lagerungen ☐ Atem stimulierende Rückeneinreibung ☐ Inhalationen ☐ Hilfe beim Abhusten ☐ Schlucktraining ☐ Frischluftzufuhr ☐ Sekretverflüssigung/-lösung, z. B. Anfeuchten der Atemluft ☐ Mobilisation erhalten und fördern, z. B. Arme über Kopf strecken und mit den Händen Greifübungen durchführen

Um den individuellen Anforderungen des Patienten/Bewohners Rechnung zu tragen, lassen sich die Checklisten sehr leicht nach Belieben erweitern bzw. verändern. Somit können diese jederzeit neuen oder erweiterten Anforderungen angepasst werden.

AEDL nach Krohwinkel

Pflegediagnosen/Probleme	Kompetenzen (Fähigkeiten/Ressourcen)	
Bewusstsein ☐ Benommenheit ☐ Gedächtnisstörungen ☐ Nervosität ☐ Schlafstörungen ☐ Müdigkeit ☐ Mattigkeit ☐ Kopfschmerzen ☐ Bewusstseinsstörungen **Ernährungszustand** ☐ Adipositas ☐ Unterernährung ☐ Kachektisch		
Beispiel		
Pflegediagnose ☐ Atemnot **Pflegeproblem** ☐ Benötigt Sauerstoffgaben	☐ Führt so weit wie möglich Verrichtungen selbst durch ☐ Kann Atemtechnik zum Teil anwenden und dadurch Atemnot vorbeugen ☐ Meldet sich, wenn Sauerstoffgerät benötigt wird	

Einteilung: VÜ = Volle-Übernahme TÜ = Teil-Übernahme A = Anleitung B = Begleiten U = Unterstützen
Häufigkeit: z. B. Transfer vom Bett in Rollstuhl: (2 x täglich, Toilettentraining: 6 x täglich oder Medikamentengabe durch Pflegefachkraft

AEDL – Vitale Funktionen des Lebens aufrechterhalten können

Ziele	Maßnahmen
☐ Hat eine normale Atmung ☐ Kann mit Sauerstoffgerät selbstständig umgehen	☐ Verabreichen der verordneten Medikamente 3 x täglich ☐ Unterstützung bei Ausführung der ärztlichen Anordnungen ☐ Zu Atemübungen anleiten: tiefes Ein- und Ausatmen, Watte wegblasen ☐ Begleitung bei Spaziergang am Nachmittag ☐ Sauerstoffgerät bereitstellen und bei Atemnot einsetzen **Pneumonieprophylaxe** ☐ siehe auch Standard Nr. … ☐ Atem stimulierende Rückeneinreibung ☐ Frischluftzufuhr ☐ Mobilisation erhalten und fördern, z. B. Arme über Kopf strecken und mit den Händen Greifübungen durchführen

Um den individuellen Anforderungen des Patienten/Bewohners Rechnung zu tragen, lassen sich die Checklisten sehr leicht nach Belieben erweitern bzw. verändern. Somit können diese jederzeit neuen oder erweiterten Anforderungen angepasst werden.

AEDL nach Krohwinkel

5.4 AEDL – Essen und trinken können

(Taxonomie II, Bereiche: Ernährung, Flüssigkeitshaushalt, Befinden, Sicherheit/Schutz, Gesundheitsförderung)

Pflegediagnosen/Probleme	Kompetenzen (Fähigkeiten/Ressourcen)
Pflegediagnose ☐ Selbstversorgungsdefizit: Essen ☐ Aspirationsgefahr ☐ Mangelernährung ☐ Schluckstörung ☐ Überernährung ☐ Überernährungsgefahr (Bedeutet: Risiko einer Nahrungsaufnahme, die den Körperbedarf übersteigt) ☐ Flüssigkeitsdefizit ☐ Gefahr eines Flüssigkeitsdefizit ☐ Gefahr eines unausgeglichenen Flüssigkeitshaushalt ☐ Flüssigkeitsüberschuss ☐ Übelkeit ☐ Beeinträchtigte Mundschleimhaut ☐ Beeinträchtigte Haushaltsführung	**Wellness-Pflegediagnose** ☐ Bereitschaft für eine verbesserte Ernährung ☐ Bereitschaft für einen ausgeglichenen Flüssigkeitshaushalt
Essen	**Essen**
Pflegeprobleme ☐ Kann wegen der Erkrankung nicht allein essen ☐ Sieht die Notwendigkeit von Essen nicht ein ☐ Lehnt Nahrungsaufnahme ab (durch Mund-Zukneifen oder Ausspucken der Nahrung) ☐ Kann nur passierte Kost zu sich nehmen ☐ Verdauungs-/Ernährungsstörungen ☐ Unverträglichkeiten wie _____ ☐ Verändertes oder fehlendes Geschmacksempfinden ☐ Isst sehr langsam	☐ Sieht die Notwendigkeit von Essen ein ☐ Isst gern ☐ Isst gern Süßspeisen ☐ Mag keinen Fisch ☐ Kann aufgeschnittenes Brötchen selbst bestreichen und essen ☐ Trinkt zum Abendessen immer z. B. Bier ☐ Isst gern zum Abendessen noch einen Apfel ☐ Nimmt Frühstück nach der Körperpflege ein ☐ Kann dünnflüssige Nahrung zu sich nehmen ☐ Kann mundgerecht vorbereitete Nahrung selbstständig zu sich nehmen ☐ Kann Nahrung selbstständig zerkleinern

Einteilung: VÜ = Volle-Übernahme TÜ = Teil-Übernahme A = Anleitung B = Begleiten U = Unterstützen
Häufigkeit: z. B. Transfer vom Bett in Rollstuhl: (2 x täglich, Toilettentraining: 6 x täglich oder Medikamentengabe durch Pflegefachkraft

AEDL – Essen und trinken können

Ziele	Maßnahmen

Essen/Trinken	Essen
☐ Vorhandene Fähigkeiten sind erhalten und gefördert ☐ Ernährungsgewohnheiten sind erkannt ☐ Isst selbstständig ☐ Isst unter Anleitung ☐ Benutzt Hilfsmittel ☐ Hat eine gut sitzende Zahnprothese ☐ Hat ein angemessenes Körpergewicht/Normalgewicht ☐ Akzeptiert Diät ☐ Hat Appetit	☐ Wunschkost anbieten ☐ Lieblingsspeisen anbieten ☐ Ausgewogene Ernährung anbieten ☐ Anleitung zum Essen ☐ Überwachung der Nahrungsaufnahme ☐ Unterstützung bei der Nahrungsaufnahme ☐ A/B/U bei der Nahrungsaufnahme ☐ Unterstützung bei der Nahrungszubereitung ☐ Angenehme Umgebung bei den Mahlzeiten schaffen ☐ Gemeinschaftliches Essen fördern ☐ Zum Essen motivieren ☐ Zusatznahrung anbieten ☐ Zwischenmahlzeiten reichen (nach Bedarf)

Um den individuellen Anforderungen des Patienten/Bewohners Rechnung zu tragen, lassen sich die Checklisten sehr leicht nach Belieben erweitern bzw. verändern. Somit können diese jederzeit neuen oder erweiterten Anforderungen angepasst werden.

AEDL nach Krohwinkel

Pflegediagnosen/Probleme	Kompetenzen (Fähigkeiten/Ressourcen)
☐ Sieht die Notwendigkeit einer Diät nicht ein ☐ Verweigert die Nahrungsaufnahme ☐ Gestörtes Essverhalten ☐ Appetitlosigkeit ☐ Gesteigerter Appetit ☐ Hastiges Essen ☐ Fehleinschätzung der Menge ☐ Hormonelle Störung ☐ Einseitige Ernährungsgewohnheiten ☐ Tischsitten ☐ Kann Nahrung nicht besorgen oder zubereiten ☐ Leidet an Übergewicht ☐ Leidet an Untergewicht	☐ Kann Nahrung mit Hilfestellung zu sich nehmen ☐ Kann selbstständig essen ☐ Kann bestimmte Mahlzeiten allein essen ☐ Isst unter Anleitung ☐ Isst nach Aufforderung ☐ Kann je nach Tagesform allein essen ☐ Kann Wünsche und Bedürfnisse äußern ☐ Sucht sich Speisen und Getränke selbst aus ☐ Hält selbstständig die Diät ein ☐ Kann mit den Fingern essen (Finger Food)

Einteilung: VÜ = Volle-Übernahme   TÜ = Teil-Übernahme   A = Anleitung   B = Begleiten   U = Unterstützen
Häufigkeit: z. B. Transfer vom Bett in Rollstuhl: (2x täglich, Toilettentraining: 6x täglich oder Medikamentengabe durch Pflegefachkraft

AEDL – Essen und trinken können

Ziele	Maßnahmen
☐ Zeigt Veränderungen in den Essgewohnheiten ☐ Isst und trinkt selbstständig ☐ Empfindet Essen/Trinken als angenehm ☐ Hält das Körpergewicht ☐ Kann die angebotenen Speisen und Getränke schlucken ☐ Ist in einem guten Allgemeinzustand ☐ Hat eine ausgewogene Flüssigkeitsbilanz ☐ Komplikationen/Folgeschäden sind vermieden ☐ Essen und Trinken in der gewünschten Umgebung ist gewährleistet ☐ Kann die Essens-/Getränkeversorgung wieder selbstständig übernehmen ☐ Kann sich eigenständig Mahlzeiten vorbereiten ☐ Fähigkeit zur Führung des Haushaltes sind erhalten und gefördert ☐ Religiöse Vorschriften sind eingehalten ☐ Geselligkeit b. d. Mahlzeiten ist gefördert ☐ Aspirationsgefahr ist erkannt ☐ Lähmungen und Sensibilitätsstörungen sind beseitigt	☐ Finger Food anbieten ☐ Häufig kleinere Mahlzeiten über den Tag verteilt anbieten ☐ Nahrungsmittel entsprechend anpassen, z. B. weiche und milde Speisen ☐ VÜ: Anreichen einzelner Mundportionen in individueller Größe und individuellem Tempo ☐ Nahrung mundgerecht vorbereiten ☐ Zum Einhalten der Diätkost motivieren ☐ Sondennahrung verabreichen (nach ärztlicher Verordnung) ☐ Angemessene Kost-/Ernährungsform durch Arzt veranlassen **Ernährung über PEG:** ☐ VÜ: Anhängen der Sondennahrung/Flüssigkeit nach Ernährungsplan (Ärztliche Verordnung) ☐ VÜ: Führen des Ernährungs-/Flüssigkeitsprotokolls ☐ VÜ: Nach Abschluss der Ernährung Spülen des PEG-Schlauchs, z. B. mit Tee oder Wasser

Um den individuellen Anforderungen des Patienten/Bewohners Rechnung zu tragen, lassen sich die Checklisten sehr leicht nach Belieben erweitern bzw. verändern. Somit können diese jederzeit neuen oder erweiterten Anforderungen angepasst werden.

AEDL nach Krohwinkel

Pflegediagnosen/Probleme	Kompetenzen (Fähigkeiten/Ressourcen)
Trinken	
☐ Kann nicht allein trinken, aufgrund einer Erkrankung, wie _____ ☐ Sieht die Notwendigkeit des Trinkens nicht ein ☐ Kneift z. B. Mund zu oder spuckt Flüssigkeit aus ☐ Kann nur schlecht trinken, weil _____ ☐ Kann Flüssigkeit nicht oral aufnehmen, da _____	☐ Sieht die Notwendigkeit des Trinkens ein ☐ Trinkt unter Anleitung ☐ Trinkt nach Aufforderung ☐ Kann schluckweise trinken ☐ Trinkt allein mit Strohhalm ☐ Kann trinken, wenn Tasse zwei Henkel hat ☐ Trinkt nur aus eigenen Tassen/Gläsern ☐ Trinkt gern – z. B. Bier, Wein, Wasser, roten Tee usw.
Kau- und Schluckstörungen	
☐ Kann Nahrung nicht oral aufnehmen, da ☐ PEG-Sonde ☐ Nasen-Sonde	
Sonstiges	
☐ Vergiftungsgefahr/kann Essbares nicht erkennen ☐ Handlungsabläufe beim Kochen und Haushaltsführung werden nicht mehr erkannt ☐ Eingeschränkte Beweglichkeit/Bewegungsmangel	☐ Kann sich mitteilen ☐ Kann Schmerzen mitteilen ☐ Ist orientiert ☐ Kann verstehen ☐ Setzt Hilfsmittel eigenständig ein ☐ Akzeptiert Hilfsmittel ☐ Geht selbstständig in den Speiseraum ☐ Kann sich in der Wohnung selbst versorgen ☐ Geht einmal wöchentlich mit Familie zum Essen ☐ Trinkt Kaffee im eigenen Zimmer

Einteilung: VÜ = Volle-Übernahme TÜ = Teil-Übernahme A = Anleitung B = Begleiten U = Unterstützen
Häufigkeit: z. B. Transfer vom Bett in Rollstuhl: (2 x täglich, Toilettentraining: 6 x täglich oder Medikamentengabe durch Pflegefachkraft

AEDL – Essen und trinken können

Ziele	Maßnahmen
	☐ Überwachung der Flüssigkeitszufuhr ☐ Flüssigkeitsbilanz erstellen ☐ Zum Trinken auffordern ☐ Flüssigkeitszufuhr über Sonde nach Anweisung ☐ Anleitung zum Trinken ☐ Getränke bereitstellen ☐ Lieblingsgetränk anbieten ☐ Getränke anbieten ☐ Hilfsmittel zum Trinken anbieten, z. B. Strohhalm, Trinkbecher mit unterschiedlichen Haltegriffen ☐ Infusion anlegen nach ärztlicher Anordnung
	Schluckstörungen ☐ Schlucktraining mit dickflüssiger Kost ☐ Trinkversuch mit dickflüssigem Getränk ☐ Trinkversuche mit Strohhalm ☐ Nur wenig Nahrung auf den Löffel geben ☐ Patient/Bewohner aufrichten, so dass er beschwerdefrei schlucken kann **Untergewicht** ☐ Langjähriges Untergewicht dokumentieren und vom Patient/Bewohner wenn möglich bestätigen bzw. unterschreiben lassen ☐ Arzt einschalten und Kost-/Ernährungsform absprechen ☐ Wunschkost anbieten ☐ Lieblingsspeisen anbieten ☐ Überwachung der Nahrungsaufnahme ☐ Ernährungsprotokoll führen ☐ Getränke bereitstellen und zum Trinken auffordern ☐ Hochkalorische Nahrung oder Trinknahrung geben/anbieten ☐ Hilfsmittel zur Nahrungs-/Flüssigkeitsaufnahme zur Verfügung stellen ☐ Viele, kleinere Mahlzeiten am Tag verteilt anbieten

Um den individuellen Anforderungen des Patienten/Bewohners Rechnung zu tragen, lassen sich die Checklisten sehr leicht nach Belieben erweitern bzw. verändern. Somit können diese jederzeit neuen oder erweiterten Anforderungen angepasst werden.

AEDL nach Krohwinkel

Pflegediagnosen/Probleme	Kompetenzen (Fähigkeiten/Ressourcen)	

Einteilung: VÜ = Volle-Übernahme TÜ = Teil-Übernahme A = Anleitung B = Begleiten U = Unterstützen
Häufigkeit: z. B. Transfer vom Bett in Rollstuhl: (2 x täglich, Toilettentraining: 6 x täglich oder Medikamentengabe durch Pflegefachkraft

AEDL – Essen und trinken können

Ziele	Maßnahmen
	Übergewicht ☐ Langjähriges Übergewicht dokumentieren und vom Patient/Bewohner wenn möglich bestätigen bzw. unterschreiben lassen ☐ Bei gesteigerter Nahrungsaufnahme Arzt kontaktieren ☐ Ärztliche Verordnung ausführen ☐ Ernährungsberatung veranlassen ☐ Ess- und Trinkgewohnheiten analysieren ☐ Reduktionskost anbieten **Mundpflege** ☐ Mundpflege nach Standard Nr. … ☐ Mundpflege nach der Essensaufnahme ☐ Spezielle Mundpflege wie Feuchthalten der Mundhöhle und Lippen **Sonstiges** ☐ Kulturelle Ess- und Trinkgewohnheiten einhalten ☐ Religiöse Essvorschriften einhalten ☐ Gewichtskontrolle ☐ Gespräche über Kochrezepte und Nahrungsmittel führen ☐ Essen gemeinsam vorbereiten ☐ Durch Gerüche zum Essen anregen ☐ Frühere Gewohnheiten miteinbeziehen (Biografie) **Einschalten weiterer Berufsgruppen** ☐ Logopädie ☐ Ergotherapie ☐ Facharzt ☐ Arzt ☐ Krankengymnastik ☐ _____

Um den individuellen Anforderungen des Patienten/Bewohners Rechnung zu tragen, lassen sich die Checklisten sehr leicht nach Belieben erweitern bzw. verändern. Somit können diese jederzeit neuen oder erweiterten Anforderungen angepasst werden.

AEDL nach Krohwinkel

Pflegediagnosen/Probleme	Kompetenzen (Fähigkeiten/Ressourcen)
Obstipationsgefahr	
☐ Keine ausreichende Flüssigkeitszufuhr ☐ Einseitige Ernährung ☐ Schmerzen beim Stuhlgang ☐ Verstopfung	
Aspirationsgefahr	
☐ Reduzierter Allgemeinzustand ☐ Bewusstseinsstörung ☐ Beeinträchtigung der Zungenbeweglichkeit und Störung des Schluckvorgangs ☐ Neurologische Erkrankungen, z. B. Apoplex ☐ Sensibilitätsstörungen in Mund- und Rachenraum ☐ Erbrechen	
Soor- und Parotitisgefahr	
☐ Weiße bis grau-weiße Beläge ☐ Gerötete und geschwollene Schleimhaut ☐ Schmutzig graue Beläge ☐ Schleimhautdefekt ☐ Ulceration ☐ Mundtrockenheit	

Einteilung: VÜ = Volle-Übernahme   TÜ = Teil-Übernahme   A = Anleitung   B = Begleiten   U = Unterstützen
Häufigkeit: z. B. Transfer vom Bett in Rollstuhl: (2 x täglich, Toilettentraining: 6 x täglich oder Medikamentengabe durch Pflegefachkraft

AEDL – Essen und trinken können

Ziele	Maßnahmen
	Obstipationsprophylaxe
☐ Vorhandene Fähigkeiten sind erhalten und gefördert ☐ Hat ein angemessenes Körper-/Normalgewicht	☐ siehe auch Standard Nr. … ☐ Auf ausreichende Flüssigkeitszufuhr achten ☐ Verdauungsfördernde Flüssigkeiten, z. B. Gemüsesäfte, Obstsäfte, Buttermilch, warmes Wasser am Morgen usw., anbieten ☐ Ballaststoffreiche Kost, z. B. Vollkornprodukte, Gemüse, Obst usw., anbieten ☐ Darmtraining (Gewöhnung an bestimmte Zeiten) ☐ Schmerzen bei Stuhlgang vermeiden durch … ☐ Ess-/Trinkgewohnheiten anpassen, d. h. mind. 1,5 l Flüssigkeit täglich ☐ Patient/Bewohner soll genügend kauen ☐ Auf passende Zahnprothese achten ☐ Zum Essen/Trinken Zeit nehmen ☐ Ausreichend Bewegung/Mobilisation
	Aspirationsprophylaxe
	☐ siehe auch Standard Nr. … ☐ Oberkörper beim Essen hoch lagern ☐ Beim Essen und Trinken Zeit lassen ☐ Anwesenheit der Pflegefachkraft beim Essen ☐ Schlucktraining ☐ Mundhygiene nach dem Essen ☐ Bereitstellen eines Absauggeräts
	Soor- und Parotitisprophylaxe
	☐ siehe auch Standard Nr. … ☐ Gute Zahn(prothesen)pflege ☐ Putzrichtung beachten (von rot = Zahnfleisch nach weiß = Zähne) ☐ Zähne nach Nahrungsaufnahme putzen ☐ Prothese nach Nahrungsaufnahme putzen ☐ Spezielle Mundpflege durchführen – z. B. Entfernen von Schleim und Speiseresten – Entfernen von Belägen und Borken – Mundschleimhaut und Zunge befeuchten – Feuchthalten der Mundhöhle und Lippen – Beläge entfernen, z. B. mit Butter

Um den individuellen Anforderungen des Patienten/Bewohners Rechnung zu tragen, lassen sich die Checklisten sehr leicht nach Belieben erweitern bzw. verändern. Somit können diese jederzeit neuen oder erweiterten Anforderungen angepasst werden.

AEDL nach Krohwinkel

Pflegediagnosen/Probleme	Kompetenzen (Fähigkeiten/Ressourcen)	
Dehydrationsgefahr		
☐ Erbrechen ☐ Durchfall ☐ Unzureichende Flüssigkeitszufuhr ☐ Fieber ☐ Diabetes mellitus ☐ Diabetes insipidus ☐ Verbrennungen ☐ Schwitzen ☐ Nebenniereninsuffizienz		
Beispiel		
Pflegediagnose ☐ Selbstversorgungsdefizit bei der Ernährung ☐ Mangelernährung ☐ Gefahr eines Flüssigkeitsdefizits **Pflegeprobleme** ☐ Isst sehr langsam ☐ Isst nur kleine Portionen ☐ Trinkt zu wenig	☐ Isst gern nur kleine Portionen ☐ Isst gern Süßspeisen, aber nur kleine Portionen ☐ Mag keinen Fisch ☐ Nimmt Frühstück nach der Körperpflege ein ☐ Kann aufgeschnittenes Brötchen selbst bestreichen und essen ☐ Isst gern zum Abendessen noch einen Apfel ☐ Isst über den Tag verteilt mehrere kleine Portionen ☐ Trinkt gern Wasser und roten Tee	

Einteilung: VÜ = Volle-Übernahme   TÜ = Teil-Übernahme   A = Anleitung   B = Begleiten   U = Unterstützen
Häufigkeit: z. B. Transfer vom Bett in Rollstuhl: (2 x täglich, Toilettentraining: 6 x täglich oder Medikamentengabe durch Pflegefachkraft

AEDL – Essen und trinken können

Ziele	Maßnahmen
	☐ Regelmäßiges Wechseln der Zahnbürste (alle 2 bis 3 Monate) ☐ Keine alkoholischen und desinfizierenden Mundwasser verwenden
	Dehydrationsprophylaxe
	☐ siehe auch Standard Nr. ... ☐ Auf ausreichende Flüssigkeitszufuhr achten ☐ Getränke in Griffweite stellen ☐ Zum Trinken auffordern ☐ Lieblingsgetränke anbieten ☐ Regelmäßige Gewichtskontrollen ☐ Infusionstherapie
	Ernährung ☐ VÜ: Wunschkost anbieten ☐ VÜ: Lieblingsspeisen anbieten ☐ VÜ: Ausgewogene Ernährung anbieten ☐ VÜ: Überwachung der Nahrungsaufnahme ☐ VÜ: Zusatznahrung anbieten (bspw. um 10:00, 16:30, 19:30 Uhr) ☐ A/B/U: Getränke bereitstellen und zum Trinken auffordern ☐ A/B: Zum Essen auffordern ☐ VÜ: Hochkalorische Nahrung oder Trinknahrung geben (morgens und abends) ☐ VÜ: Zum Abendessen Apfel schälen und in kleine Stücke zerlegen ☐ Essensprotokoll führen ☐ Flüssigkeitsbilanz führen ☐ VÜ: Gewichtskontrolle mit BMI (1 x wöchentlich)
	Untergewicht ☐ Langjährig bestehendes Untergewicht dokumentieren und vom Patient/Bewohner wenn möglich bestätigen bzw. unterschreiben lassen

Um den individuellen Anforderungen des Patienten/Bewohners Rechnung zu tragen, lassen sich die Checklisten sehr leicht nach Belieben erweitern bzw. verändern. Somit können diese jederzeit neuen oder erweiterten Anforderungen angepasst werden.

5.5 AEDL – Ausscheiden können

(Taxonomie II, Bereich: Ausscheidung)

Pflegediagnosen/Probleme	Kompetenzen (Fähigkeiten/Ressourcen)	
Pflegediagnose ☐ Selbstversorgungsdefizit: Toilettenbenutzung ☐ Drangurininkontinenz ☐ Drangurininkontinenzgefahr (Bedeutet: Gefahr eines unbeabsichtigten Abgangs von Urin mit einer plötzlichen starken Empfindung des Harndrangs) ☐ Harnverhalt ☐ Reflexurininkontinenz ☐ Stressurininkontinenz ☐ Beeinträchtigte Urinausscheidung ☐ Funktionale Urininkontinenz (Bedeutet: Unfähigkeit einer kontinenten Person, die Toilette rechtzeitig zu erreichen) ☐ Totale Urininkontinenz ☐ Diarrhö ☐ Obstipation ☐ Obstipationsgefahr ☐ Subjektive Obstipation (Bedeutet: Selbstdiagnose einer Obstipation, Verwendung von Abführmitteln, um eine tägliche Darmentleerung sicherzustellen) ☐ Stuhlinkontinenz	**Wellness-Pflegediagnose** ☐ Bereitschaft für eine verbesserte Urinausscheidung ☐ Verspürt Harndrang ☐ Wird unruhig bei Harndrang ☐ Meldet sich bei Harndrang ☐ Geht regelmäßig zur Toilette (Blasentraining) ☐ Ist teilweise kontinent ☐ Kennt Übungen zum Beckenbodentraining ☐ Kennt eigenen Rhythmus der Toilettengänge ☐ Achtet auf Körperhygiene ☐ Geht vor dem Frühstück zur Stuhlentleerung auf die Toilette ☐ Verspürt Stuhldrang ☐ Wird unruhig bei Stuhldrang ☐ Achtet selbst auf Diät ☐ Achtet auf Ernährung und nimmt reichlich Ballaststoffe, z. B. Vollkornprodukte, Früchte und Gemüse, zu sich ☐ Nimmt regelmäßig Weizenkleie und trinkt gern Buttermilch ☐ Braucht Ruhe und Zeit zur Stuhlentleerung ☐ Akzeptiert Hilfsmittel ☐ Akzeptiert Mobilisationsmaßnahmen ☐ Findet zeitweise die Toilette ☐ Geht tagsüber auf die Toilette, nachts auf den Toilettenstuhl ☐ Ist kooperativ ☐ Ist mobil ☐ Ist orientiert ☐ Setzt Hilfsmittel selbstständig ein ☐ Kann mit Hilfe Stoma wechseln	

Einteilung: VÜ = Volle-Übernahme TÜ = Teil-Übernahme A = Anleitung B = Begleiten U = Unterstützen
Häufigkeit: z. B. Transfer vom Bett in Rollstuhl: (2 x täglich, Toilettentraining: 6 x täglich oder Medikamentengabe durch Pflegefachkraft

AEDL – Ausscheiden können

Ziele	Maßnahmen
☐ Vorhandene Fähigkeiten sind erhalten und gefördert ☐ Ist kontinent ☐ Hat eine physiologische Stuhl-/Harnentleerung ☐ Ist schmerzfrei bei Stuhl- und Harnentleerung ☐ Erlernt Rhythmus, um zur Toilette zu gehen ☐ Findet den Weg zur Toilette eigenständig ☐ Dauerkatheter ist entfernt ☐ Hat eine intakte Haut ☐ Behält Selbstsicherheit ☐ Ist sicher in der Gemeinschaft ☐ Akzeptiert Hilfsmittel ☐ Akzeptiert Pflegemaßnahmen ☐ Hat keine Infekte ☐ Setzt Hilfsmittel selbstständig ein ☐ Ist sicher mit Hilfsmittel ☐ Vermeidet Medikamentenmissbrauch ☐ Akzeptiert Hilfestellung von Mitarbeitern ☐ Führt ohne Abführmittel regelmäßig ab ☐ Obstipation ist vermieden ☐ Hat ausreichend Bewegung ☐ Hat einen ausgeglichenen Flüssigkeitshaushalt ☐ Nimmt ballaststoffreiche Kost zu sich ☐ Fühlt sich sauber und wohl	☐ Anleitung bei der Nutzung von Hilfsmitteln ☐ Anleitung und Unterstützung beim Anlegen der Urinflasche ☐ Ausscheidungen beobachten/dokumentieren ☐ Ausscheidungsintervalle erfassen ☐ Individuelle Inkontinenzversorgung anwenden ☐ _____ ☐ Intimpflege ☐ Auf Intimsphäre achten ☐ Katheterisierung und Blasenspülung auf ärztliche Anordnung ☐ Katheterpflege ☐ Entleeren/Reinigen und Desinfizieren von Urinflasche/Steckbecken/Toiletteneimer **Bereitstellen von** ☐ Steckbecken ☐ Toilettenstuhl ☐ Urinflasche **Sonstiges** ☐ Gewichtskontrolle ☐ Hautpflege ☐ _____ ☐ _____ ☐ Medikamente nach ärztlicher Anordnung ☐ Stomapflege ☐ Wege zur Toilette gemeinsam gehen und Orientierungshilfen zeigen ☐ Toilettentraining nach Plan ☐ Individuelles Toilettentraining (z. B. alle drei Stunden)

Um den individuellen Anforderungen des Patienten/Bewohners Rechnung zu tragen, lassen sich die Checklisten sehr leicht nach Belieben erweitern bzw. verändern. Somit können diese jederzeit neuen oder erweiterten Anforderungen angepasst werden.

AEDL nach Krohwinkel

Pflegediagnosen/Probleme	Kompetenzen (Fähigkeiten/Ressourcen)
Pflegeproblem **Urin** ☐ Urininkontinenz ☐ Zeitweilige Inkontinenz ☐ Stressinkontinenz ☐ Dranginkontinenz ☐ Reflexinkontinenz ☐ Konzentrierter Urin ☐ Stark riechender Urin ☐ Schmerzen bei Urinentleerung ☐ Vermeidet häufiges Wasserlassen durch geringe Flüssigkeitsaufnahme ☐ Leidet unter Harnverhalten ☐ Dauerkatheter ☐ Neigt zu Infektionen ☐ _____ ☐ _____ **Stuhl** ☐ Stuhlinkontinenz ☐ Hat Stoma ☐ Kann Stoma nicht allein versorgen ☐ Lehnt Hilfsmittel ab, weil _____ **Diarrhoe** ☐ Leidet unter ständiger Diarrhoe ☐ Leidet unter zeitweiliger Diarrhoe ☐ Krampfartige Schmerzen im Bauchraum ☐ Starker Stuhldrank ☐ Darmgeräusche ☐ Geblähter Bauch ☐ Dünner, wässriger Stuhlgang	☐ Teilt Bedürfnis mit ☐ Trinkt ausreichend ☐ Geht nach der Nahrungsaufnahme z. B. den Flur entlang oder im Garten spazieren usw. ☐ Sonstiges

Einteilung: VÜ = Volle-Übernahme TÜ = Teil-Übernahme A = Anleitung B = Begleiten U = Unterstützen
Häufigkeit: z. B. Transfer vom Bett in Rollstuhl: (2x täglich, Toilettentraining: 6x täglich oder Medikamentengabe durch Pflegefachkraft

AEDL – Ausscheiden können

Ziele	Maßnahmen
☐ Vermeidet unverträgliche Nahrungsmittel ☐ Kennt die Ursachen und arbeitet an der Bewältigung mit ☐ Bewahrt Selbstachtung und Würde ☐ Folgeschäden sind vermieden ☐ Entzündungen sind vermieden ☐ Intertrigogefahr ist vermieden/ erkannt	☐ Auf Anzeichen von Harn- und Stuhldrang z. B. Unruhe achten, Patient/Bewohner begleiten und den Weg zur Toilette zeigen ☐ Wege zur Toilette kennzeichnen ☐ Über die Wege zur Toilette informieren ☐ Zum Kauen der Speisen anregen ☐ Zur Bewegung motivieren ☐ _____ ☐ Kleidung muss schnell zu öffnen sein ☐ Toilettensitzerhöhung ist angebracht ☐ Beim starken Schwitzen Kleidung wechseln ☐ Auf Körpertemperatur achten ☐ Auf ausreichende Flüssigkeitszufuhr achten ☐ _____ **Einschalten weiterer Berufsgruppen** ☐ Logopädie ☐ Ergotherapie ☐ Facharzt ☐ Arzt ☐ Krankengymnastik ☐ _____ ☐ A/B/U Begleiten zur Toilette, Übernahme der Intimpflege und Inkontinenzversorgung (nur kleine Einlage, 5 x täglich, nachts Slip 2 x) ☐ A/B/U oder TÜ: zum Sitzen auf Toilette verhelfen ☐ VÜ: Für sicheres Sitzen sorgen, z. B. durch Anwesenheit der Pflegekraft, Halterungen, Sitzerhöhungen und Aufstehhilfen ☐ A/B/U oder TÜ: Reinigung des Intim- und Analbereichs nach Miktion/Defäkation ☐ A/B/U oder TÜ: Von der Toilette aufhelfen und zur bereitgestellten Mobilitätshilfe begleiten ☐ VÜ: Urinbeutel entleeren ☐ VÜ: Bei Bedarf Urinbeutel wechseln ☐ VÜ: Stomabeutel wechseln

Um den individuellen Anforderungen des Patienten/Bewohners Rechnung zu tragen, lassen sich die Checklisten sehr leicht nach Belieben erweitern bzw. verändern. Somit können diese jederzeit neuen oder erweiterten Anforderungen angepasst werden.

AEDL nach Krohwinkel

Pflegediagnosen/Probleme	Kompetenzen (Fähigkeiten/Ressourcen)
Obstipationsgefahr	
☐ Leidet unter Obstipation ☐ Leidet zeitweise unter Obstipation ☐ Leidet unter Schmerzen beim Stuhlgang ☐ Verstopfung ☐ Trockener harter Stuhl ☐ Geblähter Bauch ☐ Leidet unter Darmgeräuschen ☐ Hat Völlegefühl und Blähungen **Sonstiges** ☐ Kann Toilette/Toilettenstuhl nicht selbstständig benutzen ☐ Starkes Schamgefühl bei Hilfe beim Toilettengang ☐ Findet den Weg zur Toilette nicht oder verkennt die Situation ☐ Verrichtet Notdurft z. B. auf den Gang, Kübelpflanze usw. ☐ Steckt Inkontinenzmaterial z. B. in die Toilette ☐ Findet den Weg zur Toilette nicht – trotz Orientierungshilfen ☐ Unverträglichkeit der eingesetzten Hilfsmittel (z. B. Hautirritationen) ☐ Mangelnde Akzeptanz der eingesetzten Hilfsmittel, z. B. Zerpflücken des Inkontinenzmaterials ☐ Leidet unter häufigem Erbrechen ☐ Neigt zum Erbrechen ☐ Keine ausreichende Flüssigkeitszufuhr ☐ Einseitige Ernährung ☐ Bewegungsmangel ☐ Nimmt selbstständig und unkontrolliert Abführmittel ☐ Leidet unter Auswurf ☐ Schwitzt stark	

Einteilung: VÜ = Volle-Übernahme TÜ = Teil-Übernahme A = Anleitung B = Begleiten U = Unterstützen
Häufigkeit: z. B. Transfer vom Bett in Rollstuhl: (2x täglich, Toilettentraining: 6x täglich oder Medikamentengabe durch Pflegefachkraft

AEDL – Ausscheiden können

Ziele	Maßnahmen
	Obstipationsprophylaxe
	☐ siehe auch Standard Nr. … ☐ Auf ausreichende Flüssigkeitszufuhr achten ☐ Verdauungsfördernde Flüssigkeiten, z. B. Gemüsesäfte, Obstsäfte, Buttermilch, warmes Wasser am Morgen usw., anbieten ☐ Ballaststoffreiche Kost, z. B. Vollkornprodukte, Gemüse, Obst usw., anbieten ☐ Darmtraining (Gewöhnung an bestimmte Zeiten) ☐ Schmerzen bei Stuhlgang vermeiden durch … ☐ Ess-/Trinkgewohnheiten anpassen, d. h. mind. 1,5 l Flüssigkeit täglich trinken lassen ☐ Patient/Bewohner soll genügend kauen ☐ Auf passende Zahnprothese achten ☐ Zum Essen/Trinken Zeit nehmen ☐ Ausreichend Bewegung/Mobilisation

Um den individuellen Anforderungen des Patienten/Bewohners Rechnung zu tragen, lassen sich die Checklisten sehr leicht nach Belieben erweitern bzw. verändern. Somit können diese jederzeit neuen oder erweiterten Anforderungen angepasst werden.

AEDL nach Krohwinkel

Pflegediagnosen/Probleme	Kompetenzen (Fähigkeiten/Ressourcen)
Intertrigogefahr	
☐ Fieber ☐ Adipositas ☐ Inkontinenz ☐ Falsche Hautpflege ☐ Bettlägerigkeit	
Beispiel	
Pflegediagnose ☐ Selbstversorgungsdefizit Toilettenbenutzung ☐ Harninkontinenz **Problem** ☐ Leidet zeitweise unter Obstipation	☐ Meldet sich, wenn er/sie zur Toilette muss ☐ Kennt eigenen Rhythmus, um mit Begleitung zur Toilette zu gehen ☐ Geht tagsüber auf die Toilette, nachts auf den Toilettenstuhl ☐ Trinkt am Morgen warmes Wasser und nach dem Frühstück Buttermilch ☐ Macht bei Bewegungsübungen gern mit ☐ Geht nachmittags mit Angehörigen spazieren

Einteilung: VÜ = Volle-Übernahme TÜ = Teil-Übernahme A = Anleitung B = Begleiten U = Unterstützen
Häufigkeit: z. B. Transfer vom Bett in Rollstuhl: (2x täglich, Toilettentraining: 6x täglich oder Medikamentengabe durch Pflegefachkraft

AEDL – Ausscheiden können

Ziele	Maßnahmen
	Intertrigoprophylaxe
	☐ siehe auch Standard Nr. …
	☐ Mobilität erhalten und fördern
	☐ Hautatmung ermöglichen:
	☐ Inkontinenzversorgung darf Hautatmung nicht verhindern
	☐ Keine Plastikfolie bei Inkontinenzartikeln verwenden
	☐ Regelmäßiger Wechsel der Inkontinenzeinlagen
	☐ Hautfalten besonders am Bauch, Brust, Leistenmüssen
	☐ trocken gehalten werden
	☐ Haut auf Haut vermeiden (z. B. Baumwoll-BHs ohne Bügel)
	☐ Hautpflege optimieren
	☐ Hautmilieu schützen, mit Wasser waschen, Seife nur bei
	☐ grober Verunreinigung verwenden
	☐ Sorgfältig abtrocknen
	☐ Nicht zu warmes Wasser verwenden
☐ Obstipation ist vermieden ☐ Hat ausreichend Bewegung ☐ Hat einen ausgeglichenen Flüssigkeitshaushalt ☐ Nimmt ballaststoffreiche Kost zu sich ☐ Geht selbstständig zur Toilette	**Obstipationsprophylaxe** ☐ siehe auch Standard Nr. … ☐ Auf ausreichende Flüssigkeitszufuhr achten ☐ VÜ: Warmes Wasser am Morgen, zum Frühstück z. B. Buttermilch ☐ VÜ: Ballaststoffreiche Kost, z. B. Vollkornprodukte, Gemüse, Obst usw., anbieten ☐ Aktive Bewegungsübungen am Morgen und Abend ☐ A/B/U: Begleiten zur Toilette, Übernahme der Intimpflege und Inkontinenzversorgung (nur kleine Einlage 5 x täglich und bei Bedarf; nachts 2 x große Einlagen und bei Bedarf) ☐ VÜ: Für sicheres Sitzen sorgen, z. B. durch Anwesenheit der Pflegekraft

Um den individuellen Anforderungen des Patienten/Bewohners Rechnung zu tragen, lassen sich die Checklisten sehr leicht nach Belieben erweitern bzw. verändern. Somit können diese jederzeit neuen oder erweiterten Anforderungen angepasst werden.

AEDL nach Krohwinkel

5.6 AEDL – Sich pflegen können

(Taxonomie II, Bereiche: Aktivität/Bewegung, Aktivität/Ruhe, Sicherheit/Schutz, Ausscheidung, Befinden)

Pflegediagnosen/Probleme	Kompetenzen (Fähigkeiten/Ressourcen)
Pflegediagnose ☐ Selbstversorgungsdefizit: Körperpflege ☐ Hautschädigung ☐ Gefahr einer Hautschädigung ☐ Gewebeschädigung ☐ Akute Schmerzen ☐ Chronische Schmerzen **Pflegeprobleme** **Kann sich nicht ohne Hilfe** ☐ waschen ☐ baden ☐ Haare waschen ☐ rasieren ☐ Fuß- und Fingernägel pflegen ☐ Ohren pflegen ☐ Nase pflegen ☐ Augen pflegen ☐ Mund pflegen ☐ Zähne pflegen ☐ Prothese pflegen ☐ Intimbereich pflegen **Ist nicht in der Lage, die Körperpflege selbst auszuführen** ☐ Körperpflege durch Wahrnehmungsstörungen eingeschränkt ☐ Kann den Ablauf der Körperpflege nicht selbstständig koordinieren ☐ Sieht die Notwendigkeit der Körperpflege nicht ein ☐ Hat starken Körpergeruch	☐ Kann sich Gesicht und Arme selbst waschen ☐ Kann sich Gesicht, Arme und Oberkörper vorn selbst waschen ☐ Kann sich Arme bis zum Ellbogen selbst waschen ☐ Kann sich die Beine waschen ☐ Kann sich die Beine bis zum Knie selbst waschen ☐ Kann sich Oberkörper vorn waschen ☐ Kann sich am Waschbeckenrand festhalten ☐ Kann Oberkörper selbst eincremen ☐ Kann Mundpflege mit vorbereiteten Utensilien selbst durchführen ☐ Legt Wert auf Mundpflege durch Odol ☐ Kann Zahnpflege mit Hilfe durchführen ☐ Kann Prothesen selbst einsetzen ☐ Kann Prothese mit Anleitung selbst einsetzen ☐ Kann Mund- und Zahnpflege selbst durchführen ☐ Kann Intimpflege selbst durchführen ☐ Kann Intimpflege unter Anleitung selbst durchführen ☐ Nagelpflege ☐ Ohrenpflege ☐ Rasiert sich selbst, zieht Nassrasur vor ☐ Legt großen Wert auf gepflegte Haare ☐ Geht einmal die Woche zum Friseur ☐ Kann sich die Haare selbst kämmen ☐ Kann die Haare nur vorne selbst kämmen ☐ Badet am Mittwoch und am Samstag ☐ Bevorzugt Duschen

Einteilung: VÜ = Volle-Übernahme TÜ = Teil-Übernahme A = Anleitung B = Begleiten U = Unterstützen
Häufigkeit: z. B. Transfer vom Bett in Rollstuhl: (2 x täglich, Toilettentraining: 6 x täglich oder Medikamentengabe durch Pflegefachkraft

AEDL – Sich pflegen können

Ziele	Maßnahmen
☐ Vorhandene Fähigkeiten sind erhalten und gefördert ☐ Führt Körperpflege selbstständig durch ☐ Führt Körperpflege teilweise selbstständig durch ☐ Hat eine intakte Haut/Schleimhaut ☐ Sieht die Notwendigkeit der Körper-/Hautpflege ein ☐ Lässt Mundpflege zu ☐ Mundschleimhaut ist intakt ☐ Mundschleimhaut ist sauber, feucht und intakt ☐ Hat eine saubere intakte Prothese ☐ Hat keine Schmerzen im Mund ☐ Ist gepflegt und fühlt sich wohl ☐ Sieht die Notwendigkeit der vermehrten Körperpflege ein ☐ Trägt keine synthetische Kleidung ☐ Hat Vertrauen ☐ Fühlt sich sicher ☐ Hat keine Druckstellen ☐ Hat keine Nagelbetterkrankungen ☐ Hat gepflegte Fuß- und Fingernägel ☐ Fähigkeiten, sich zu pflegen, sind erhalten ☐ Intertrigogefahr ist vermieden/wird erkannt	**Körperpflege** ☐ Duschen ☐ VÜ: Bewohner Duschen 2 x wöchentlich ☐ VÜ: Baden ☐ VÜ: Lavendel-Bad am Freitagabend ☐ Waschung im Bett ☐ Bewegungsübungen passiv/aktiv ☐ Unterkörper im Bett waschen ☐ Kompressionstrümpfe anziehen ☐ Intimpflege im Bett ☐ A/B/U oder TÜ: Bew. vor das Waschbecken stellen (lassen) ☐ A/B/U oder TÜ: Oberkörper entkleiden ☐ A/B/U oder TÜ: Wäsche von Händen, Armen, Gesicht, vorderem Oberkörper ☐ Anleiten beim Waschen am Waschbecken ☐ Atem stimulierende Waschung ☐ VÜ: Rücken waschen ☐ A/B/U oder TÜ: Oberkörper mit Körperlotion oder Produkt nach Wunsch eincremen, oder nach ärztlicher Anordnung ☐ Intimpflege am Waschbecken ☐ A/B/U oder TÜ: Wäsche von Beinen, Füßen, Intimbereich, Gesäß ☐ A/B/U oder TÜ: Unterkörper mit Körperlotion oder Produkt nach Wunsch eincremen, oder nach ärztlicher Anordnung ☐ A/B/U oder TÜ: Versorgung mit Inkontinenzeinlage/-slip ☐ Verwendete Pflegemittel

Um den individuellen Anforderungen des Patienten/Bewohners Rechnung zu tragen, lassen sich die Checklisten sehr leicht nach Belieben erweitern bzw. verändern. Somit können diese jederzeit neuen oder erweiterten Anforderungen angepasst werden.

AEDL nach Krohwinkel

Pflegediagnosen/Probleme	Kompetenzen (Fähigkeiten/Ressourcen)
☐ Antrieb, sich zu waschen und zu pflegen, ist verringert ☐ Vergisst Körperpflege ☐ Badezimmer für Rollstuhl zu klein ☐ Waschutensilien können nicht selbst gerichtet werden	☐ Legt Wert auf ein gepflegtes Äußeres ☐ Kann sich allein Schminken ☐ Legt Wert auf Lippenstift ☐ Legt Wert auf Schmuck (Ohrringe und Kette) ☐ Kann Wünsche und Bedürfnisse äußern
Hautzustand ☐ Dünne trockene Altershaut ☐ Hautrisse ☐ Rötung ☐ Ödeme ☐ Schuppenbildung ☐ Blasenbildung ☐ Allergie ☐ Rissige Lippen ☐ Trockene Lippen ☐ Neigt zu starkem Schwitzen ☐ Juckreiz ☐ Hautabschürfungen ☐ Dekubitus ☐ Aussehen/Lage:	
Soor-/Parotitisgefahr ☐ Weiße bis grau-weiße Beläge ☐ Gerötete und geschwollene Schleimhaut ☐ Schmutzig graue Beläge ☐ Schleimhautdefekt ☐ Ulceration ☐ Mundtrockenheit	

Einteilung: VÜ = Volle-Übernahme   TÜ = Teil-Übernahme   A = Anleitung   B = Begleiten   U = Unterstützen
Häufigkeit: z. B. Transfer vom Bett in Rollstuhl: (2 x täglich, Toilettentraining: 6 x täglich oder Medikamentengabe durch Pflegefachkraft

AEDL – Sich pflegen können

Ziele	Maßnahmen
	Beispiel Demenz ☐ Falls nötig: Validation bei der Körperpflege ☐ Tagesform beachten ☐ Ruhig auf Patient/Bewohner zugehen ☐ Anleiten, das Gesicht und Oberkörper vorn zu waschen ☐ VÜ: Restliche Körperpflege wird von Pflegekraft übernommen ☐ Mundpflege: Zahnbürste in die Hände geben ☐ Zahnputzbecher mit Wasser in die Hand geben, zum Mundspülen auffordern **Pflege von** ☐ Mund ☐ Zähnen ☐ Prothese ☐ Intimbereich ☐ Nägeln ☐ Ohren ☐ Nase ☐ Augen ☐ Lippen ☐ Bart/Rasur ☐ A/B/U oder TÜ: Bartrasur ☐ Haut (eincremen) ☐ A/B/U oder TÜ: Richten der Mundpflege-Utensilien ☐ A/B/U oder TÜ: Mund- und Zahn(prothesen)pflege ☐ VÜ: Mundpflege (z. B. 5 x täglich) ☐ A/B/U oder TÜ: Kosmetische Maßnahmen, z. B. Rasierwasser, Parfüms, Gesichtscremes usw. ☐ TÜ: Schminken der Augenlider ☐ TÜ: Lippenstift auftragen ☐ Abendtoilette: Teilwaschung am Waschbecken

Um den individuellen Anforderungen des Patienten/Bewohners Rechnung zu tragen, lassen sich die Checklisten sehr leicht nach Belieben erweitern bzw. verändern. Somit können diese jederzeit neuen oder erweiterten Anforderungen angepasst werden.

AEDL nach Krohwinkel

Pflegediagnosen/Probleme	Kompetenzen (Fähigkeiten/Ressourcen)
Pneumoniegefahr ☐ Chronische Lungenerkrankung ☐ Allgemeine Abwehrschwäche ☐ Sekretstau im Bronchialsystem ☐ Aspiration ☐ Verminderte Lungenbelüftung ☐ Absteigende Infektionen durch Mund-, Nasen- und Rachenraum ☐ Immobil bettlägerig **Intertrigogefahr** ☐ Fieber ☐ Adipositas ☐ Inkontinenz ☐ Falsche Hautpflege ☐ Bettlägerigkeit	

Einteilung: VÜ = Volle-Übernahme TÜ = Teil-Übernahme A = Anleitung B = Begleiten U = Unterstützen
Häufigkeit: z. B. Transfer vom Bett in Rollstuhl: (2 x täglich, Toilettentraining: 6 x täglich oder Medikamentengabe durch Pflegefachkraft

AEDL – Sich pflegen können

Ziele	Maßnahmen
	Haarpflege ☐ Kämmen ☐ A/B/U oder TÜ: Haare kämmen ☐ Waschen, z. B. 2 x wöchtl. ☐ Föhnen ☐ Haare eindrehen **Sonstiges** ☐ Notwendigkeit der Körperpflege erklären ☐ Behandlung von Hautdefekten (Risse, Dekubitus etc.) nach Anordnung des Arztes (Einreibungen, Wundversorgung) ☐ _____ **Einschalten weiterer Berufsgruppen** ☐ z. B. Fußpflege Friseur ☐ Zahnarzt, ☐ Ergotherapie ☐ Facharzt ☐ Arzt ☐ Krankengymnastik ☐ _____ **Prophylaxen** **Kontrakturprophylaxe** ☐ siehe auch Standard Nr. … ☐ Mobilisation/Lagerung nach Standard oder Wunsch ☐ Aktive Bewegungsübungen, z. B. Geh- und Stehübungen ☐ Bewegungsübungen werden mit KG abgestimmt und ausgeführt ☐ Passive Bewegungsübungen ☐ Regelmäßige Bewegung kontrakturgefährdeter Gelenke ist sichergestellt ☐ Voricht bei Schlaganfall! Es spastische Reaktionen ausgelöst werden ☐ Bewegungsübungen sind in den Pflegeablauf integriert

Um den individuellen Anforderungen des Patienten/Bewohners Rechnung zu tragen, lassen sich die Checklisten sehr leicht nach Belieben erweitern bzw. verändern. Somit können diese jederzeit neuen oder erweiterten Anforderungen angepasst werden.

AEDL nach Krohwinkel

Pflegediagnosen/Probleme	Kompetenzen (Fähigkeiten/Ressourcen)	

Einteilung: VÜ = Volle-Übernahme   TÜ = Teil-Übernahme   A = Anleitung   B = Begleiten   U = Unterstützen
Häufigkeit: z. B. Transfer vom Bett in Rollstuhl: (2x täglich, Toilettentraining: 6x täglich oder Medikamentengabe durch Pflegefachkraft

AEDL – Sich pflegen können

Ziele	Maßnahmen
	Aktive Bewegungsübungen ☐ Übungen beschreiben ☐ Aktive Bewegungsübungen am Morgen bei der Körperpflege und am Abend bei der Abendtoilette ☐ _____ **Passive Bewegungsübungen** ☐ Übungen beschreiben ☐ Passive Bewegungsübungen aller großen Gelenke immer beim Lagern/Bewegen/Mobilisieren ☐ _____ ☐ _____ **Thrombosephylaxe** ☐ siehe auch Standard Nr. … ☐ Beobachten und rechzeitiges Erkennen von Thrombose-Frühzeichen ☐ Förderung der Durchblutung durch: ☐ Mobilisations und Bewegungsübungen ☐ Lagerung und Lageveränderung ☐ Antithrombosestrümpfe nach Maß ☐ Wickeln der Beine nur im Liegen ☐ An- und Ausziehen der Antithromposestrümpfe/ Binden immer nur beim liegenden Patient/Bewohner ☐ Während der Körperpflegemaßnahmen Arme/Beine herzwärts ausstreichen (nicht bei Verdacht auf Thrombose, arterielle Durchblutungsstörungen, ausgepägte Varikosis, Phlebitis) **Sturzprophylaxe** ☐ siehe auch Standard Nr. … ☐ Einschätzen des Risikos und allgemeine Hilfestellung ☐ Hindernisse und Gefahren beseitigen ☐ Begleitung anbieten ☐ Geeignete Halt- und Stützmöglichkeiten bieten ☐ Beachtung und Berücksichtigung medizinischer Gefahren

▶

Um den individuellen Anforderungen des Patienten/Bewohners Rechnung zu tragen, lassen sich die Checklisten sehr leicht nach Belieben erweitern bzw. verändern. Somit können diese jederzeit neuen oder erweiterten Anforderungen angepasst werden.

AEDL nach Krohwinkel

Pflegediagnosen/Probleme	Kompetenzen (Fähigkeiten/Ressourcen)	

Einteilung: VÜ = Volle-Übernahme TÜ = Teil-Übernahme A = Anleitung B = Begleiten U = Unterstützen
Häufigkeit: z. B. Transfer vom Bett in Rollstuhl: (2 x täglich, Toilettentraining: 6 x täglich oder Medikamentengabe durch Pflegefachkraft

AEDL – Sich pflegen können

Ziele	Maßnahmen
	☐ Passive Schutzmaßnahmen zur Verfügung stellen, z. B. Hüftprotektoren ☐ Patient/Bewohner auffordern, sich zu melden, wenn er Hilfe braucht **Dekubitusprophylaxe** ☐ siehe auch Standard Nr. … ☐ Mobilität erhalten und fördern ☐ Mobilisation/Lagerung nach Standard oder Wunsch ☐ Beobachtung der Hautverhältnisse ☐ Haut und Körperpflege ☐ Eiweiß- und vitaminreiche Kost ☐ Auf ausreichende Flüssigkeitszufuhr achten **Lagerungshilfsmittel** ☐ Geeignete Materialien für eine Druckentlastung einbeziehen ☐ Dekubitusmatratze/Wechseldruckmatratze ☐ Dekubitussitzkissen für Rollstuhl ☐ Gelauflagen ☐ Braden-Skala anwenden (1 x monatlich) oder bei Bedarf **Pneumonieprophylaxe** ☐ siehe auch Standard Nr. … ☐ Atemgymnastik ☐ Richtige Atemtechnik unterstützen ☐ Atem unterstützende Lagerungen ☐ Atem stimulierende Rückeneinreibung ☐ Inhalationen ☐ Hilfe beim Abhusten ☐ Schlucktraining ☐ Frischluftzufuhr ☐ Sekretverflüssigung/-lösung, z. B. Anfeuchten der Atemluft ☐ Mobilisation erhalten und fördern, z. B. Arme über Kopf strecken und mit den Händen Greifübungen durchführen ▶

Um den individuellen Anforderungen des Patienten/Bewohners Rechnung zu tragen, lassen sich die Checklisten sehr leicht nach Belieben erweitern bzw. verändern. Somit können diese jederzeit neuen oder erweiterten Anforderungen angepasst werden.

AEDL nach Krohwinkel

Pflegediagnosen/Probleme	Kompetenzen (Fähigkeiten/Ressourcen)	

Einteilung: VÜ = Volle-Übernahme   TÜ = Teil-Übernahme   A = Anleitung   B = Begleiten   U = Unterstützen
Häufigkeit: z. B. Transfer vom Bett in Rollstuhl: (2x täglich, Toilettentraining: 6x täglich oder Medikamentengabe durch Pflegefachkraft

AEDL – Sich pflegen können

Ziele	Maßnahmen
	Soor- und Parotitisprophylaxe ☐ siehe auch Standard Nr. … ☐ Gute Zahn(prothesen)-pflege ☐ Putzrichtung beachten (von rot = Zahnfleisch nach weiß = Zähne) ☐ Zähne nach Nahrungsaufnahme putzen ☐ Prothese nach Nahrungsaufnahme putzen ☐ Spezielle Mundpflege durchführen ☐ z. B. Entfernen von Schleim und Speiseresten ☐ Entfernen von Belägen und Borken ☐ Mundschleimhaut und Zunge befeuchten ☐ Feuchthalten von Mundhöhle und Lippen ☐ Beläge entfernen, z. B. mit Butter ☐ Regelmäßiges Wechseln der Zahnbürste (alle 2 bis 3 Monate) ☐ Keine alkoholischen und desinfizierenden Mundwasser verwenden **Intertrigoprophylaxe** ☐ siehe auch Standard Nr. … ☐ Mobilität erhalten und fördern ☐ Hautatmung ermöglichen ☐ Inkontinenzversorgung darf Hautatmung nicht verhindern ☐ Keine Plastikfolie bei Inkontinenzartikeln verwenden ☐ Regelmäßiger Inkontinenzeinlagenwechsel ☐ Hautfalten, besonders an Bauch, Brust, Leisten müssen trocken gehalten werden ☐ Haut auf Haut vermeiden, z. B. Baumwoll-BHs ohne Bügel ☐ Unterwäsche bzw. Nachtkleidung sollte aus Baumwolle sein ☐ Hautpflege optimieren ☐ Hautmilieu schützen, mit Wasser waschen, Seife nur bei grober Verunreinigung verwenden ☐ Sorgfältig abtrocknen ☐ Nicht zu warmes Wasser verwenden

Um den individuellen Anforderungen des Patienten/Bewohners Rechnung zu tragen, lassen sich die Checklisten sehr leicht nach Belieben erweitern bzw. verändern. Somit können diese jederzeit neuen oder erweiterten Anforderungen angepasst werden.

AEDL nach Krohwinkel

Pflegediagnosen/Probleme	Kompetenzen (Fähigkeiten/Ressourcen)	
Beispiel		
Pflegediagnose ☐ Selbstversorgungsdefizit bei der Körperpflege **Pflegeproblem** ☐ Kann den Ablauf der Körperpflege nicht selbstständig koordinieren	☐ Kann sich Gesicht, Arme und Oberkörper vorn selbst waschen – unter A/B ☐ Kann Gesicht und Oberkörper selbst eincremen ☐ Kann sich die Beine bis zum Knie selbst waschen – unter A/B ☐ Setzt sich zum Waschen vor das Waschbecken ☐ Kann sich am Waschbeckenrand festhalten ☐ Kann Mundpflege mit vorbereitenden Utensilien selbst durchführen ☐ Legt großen Wert auf gepflegte Haare ☐ Geht einmal die Woche zum Friseur ☐ Legt Wert auf roten Lippenstift ☐ Legt Wert auf Schmuck (Ohrringe und Kette) ☐ Möchte montags und freitags duschen ☐ Möchte nur selten baden	

5.7 AEDL – Sich kleiden können

(Taxonomie II, Bereiche: Aktivität/Ruhe, Aktivität/Bewegung)

Pflegediagnosen/Probleme	Kompetenzen (Fähigkeiten/Ressourcen)	
Pflegediagnose ☐ Selbstversorgungsdefizit: sich kleiden/ äußere Erscheinung **Pflegeproblem** ☐ Kann sich nicht ohne Hilfe ankleiden ☐ Kann sich nicht ankleiden ☐ Kann sich nicht ohne Hilfe auskleiden ☐ Kann sich nicht auskleiden	☐ Kann sich selbstständig ankleiden ☐ Kann sich mit Hilfe ganz ankleiden ☐ Kann sich mit Hilfe teilweise ankleiden ☐ Kann sich unter Anleitung ganz ankleiden ☐ Kann sich unter Anleitung teilweise ankleiden ☐ Kann sich selbstständig auskleiden ☐ Kann sich mit Hilfe ganz auskleiden ☐ Kann sich mit Hilfe teilweise auskleiden	

Einteilung: VÜ = Volle-Übernahme TÜ = Teil-Übernahme A = Anleitung B = Begleiten U = Unterstützen
Häufigkeit: z. B. Transfer vom Bett in Rollstuhl: (2 x täglich, Toilettentraining: 6 x täglich oder Medikamentengabe durch Pflegefachkraft

AEDL – Sich kleiden können

Ziele	Maßnahmen
☐ Fähigkeiten, sich zu pflegen, sind erhalten und gefördert ☐ Fühlt sich wohl und gepflegt	☐ VÜ: Bewohner duschen, 2 x wöchentlich montags und freitags ☐ VÜ: Waschutensilien richten ☐ A/B: Bei der Körperpflege/Waschen ☐ VÜ: Rückenwäsche ☐ VÜ: Wäsche von Beinen ab Kniegelenk, Füßen, Intimbereich, Gesäß ☐ VÜ: Rücken eincremen (Nivea) ☐ VÜ: Richten der Mundpflege-Utensilien ☐ Unterstützung bei der Verwendung von Lippenstift ☐ VÜ: Schmuck anlegen, Ohrringe und Kette ☐ VÜ: Haare frisieren ☐ Friseurtermin ausmachen (1 x wöchentlich und bei Bedarf)

Ziele	Maßnahmen
☐ Vorhandene Fähigkeiten sind erhalten und gefördert ☐ Trägt bedarfsgerechte Kleidung ☐ Zieht sich selbstständig/teilweise selbstständig an/aus ☐ Öffnet/schließt Knöpfe/Verschlüsse ☐ Besitzt Einsicht in die Notwendigkeit, situationsgerechte Kleidung zu tragen	☐ Tageskleidung ohne Patient/Bewohner richten ☐ Tageskleidung mit Patient/Bewohner richten ☐ Bei Kleidungswahl unterstützen ☐ Kleidung nach Wunsch auswählen ☐ Ankleiden ☐ Auskleiden ☐ Anleitung zum Gebrauch von Anziehhilfen geben ☐ Aktivierendes Anziehtraining ☐ Anleitung beim Ankleiden geben ☐ Anleitung zum Auskleiden geben

Um den individuellen Anforderungen des Patienten/Bewohners Rechnung zu tragen, lassen sich die Checklisten sehr leicht nach Belieben erweitern bzw. verändern. Somit können diese jederzeit neuen oder erweiterten Anforderungen angepasst werden.

AEDL nach Krohwinkel

Pflegediagnosen/Probleme	Kompetenzen (Fähigkeiten/Ressourcen)
Aufgrund von: ☐ Eingeschränkter Beweglichkeit ☐ Versteifungen ☐ Schmerzen ☐ Sehstörung ☐ Kontrakturen ☐ Schlechtem Allgemeinzustand ☐ Desorientiertheit ☐ Lähmung ☐ Blindheit ☐ Häufiges An-/Auskleiden wegen Desorientierung ☐ Verwechselt Kleidungsstücke ☐ Kann Kleidungstücke nicht mehr zuordnen ☐ Selbstständige Wahl der Kleidung nicht möglich, da gestörtes Wärme- und Kälteempfinden ☐ Verträgt bestimmte Materialien nicht, z. B.: _____ ☐ Notwendigkeit des Wäschewechsels wird nicht eingesehen ☐ Notwendigkeit des Wäschewechsels wird nicht bemerkt ☐ Kann die eigene Wäsche nicht mehr waschen, bügeln und wegräumen ☐ Sonstiges	☐ Kann sich unter Anleitung ganz auskleiden ☐ Kann sich unter Anleitung teilweise auskleiden ☐ Wählt Kleidung allein aus ☐ Legt Wert auf gepflegte Kleidung ☐ Zieht gern Hosen an ☐ Zieht am Sonntag Anzug an ☐ Zieht gern Röcke an ☐ Trägt nur Blusen ☐ Zieht nur bequeme Kleidung an, z. B. Jogginganzug ☐ Hat ein intaktes Wärme- und Kälteempfinden ☐ Nimmt Hilfe an ☐ Nimmt Hilfsmittel an ☐ Zur Kommunikation fähig ☐ Ist orientiert ☐ Sonstiges
Beispiel	
Pflegediagnose ☐ Selbstversorgungsdefizit kleiden/ äußere Erscheinung **Pflegeproblem** ☐ Sturzgefahr (bezogen auf die Schuhe)	☐ Wählt Kleidung allein aus ☐ Legt Wert auf gepflegte Kleidung ☐ Zieht gern Hosen an und trägt dazu nur Blusen ☐ Kann Wünsche und Bedürfnisse äußern ☐ Legt großen Wert auf Schmuck, Kette, Ringe

Einteilung: VÜ = Volle-Übernahme TÜ = Teil-Übernahme A = Anleitung B = Begleiten U = Unterstützen
Häufigkeit: z. B. Transfer vom Bett in Rollstuhl: (2 x täglich, Toilettentraining: 6 x täglich oder Medikamentengabe durch Pflegefachkraft

AEDL – Sich kleiden können

Ziele	Maßnahmen
☐ Trägt angemessene und gepflegte Kleidung ☐ Fühlt sich wohl und ist nach jahreszeitlichen, hygienischen, biografischen Gewohnheiten gekleidet ☐ Zieht vorbereitete Kleidung an/aus ☐ Hat eine intakte Haut durch angepasste Materialien der Kleidung ☐ Fühlt sich der Selbstständigkeit unterstützt	☐ Beaufsichtigung von An- und Auskleiden ☐ Unterstützung von An- und Auskleiden ☐ Regelmäßigen Wäschewechsel anregen ☐ Spezielle Kleidung bereitstellen (z. B. Pflegeoverall) ☐ VÜ: Unterwäsche und Strümpfe/Socken anziehen ☐ Je nach Tagesform führt Patient/Bewohner An-/Auskleiden in Teilbereichen unter Anleitung selbst aus ☐ Kleidung (Schuhe), die leicht zu schließen oder zu öffnen ist, anziehen (z. B. Klettverschluss) ☐ Auf passende Schuhe achten ☐ Teilschritte des Ankleidens ohne Zeitdruck einüben **Persönliche Gewohnheiten respektieren wie** ☐ Sonntags Anzug anziehen ☐ Nur Trainingshosen anziehen ☐ Kopftuch ☐ Handtasche nach der Körperpflege reichen **Einschalten weitere Berufsgruppen** ☐ Logopädie ☐ Ergotherapie ☐ Facharzt ☐ Arzt ☐ Krankengymnastik ☐ _____
☐ Vorhandene Fähigkeiten sind erhalten und gefördert ☐ Fühlt sich wohl ☐ Sturzgefahr ist vermieden	☐ Tageskleidung mit Patient/Bewohner richten ☐ Kleidung nach Wunsch auswählen ☐ VÜ: Unterwäsche und Strümpfe/Socken anziehen ☐ Je nach Tagesform führt Patient/Bewohner An-Auskleiden in Teilbereichen unter A/B/U selbst aus ☐ VÜ: Geschlossene Schuhe anziehen ☐ VÜ: Schmuck anlegen ☐ VÜ: Nachtbekleidung

Um den individuellen Anforderungen des Patienten/Bewohners Rechnung zu tragen, lassen sich die Checklisten sehr leicht nach Belieben erweitern bzw. verändern. Somit können diese jederzeit neuen oder erweiterten Anforderungen angepasst werden.

5.8 AEDL – Ruhen, schlafen und sich entspannen können

(Taxonomie II, Bereich: Aktivität/Ruhe)

Pflegediagnosen/Probleme	Kompetenzen (Fähigkeiten/Ressourcen)
Pflegediagnose ☐ Schlafentzug ☐ Schlafstörung ☐ Erschöpfung **Pflegeprobleme** ☐ Hat Durchschlafstörungen ☐ Hat Einschlafstörungen ☐ Leidet unter leichtem Schlaf **Aufgrund von:** ☐ Beschäftigungsdefizit ☐ nächtlichem Urindrang (Nykturie) ☐ Schmerzen ☐ Juckreiz ☐ innerer Unruhe ☐ Ängsten, Sorgen, Trauer ☐ Furcht/Wachsamkeit ☐ äußeren Umständen (Lärm, Helligkeit) ☐ notwendigen Lagerungen ☐ Schlafumkehr ☐ Wahnvorstellungen ☐ Desorientiertheit ☐ nächtlichem Wandern ☐ Atemwegserkrankung ☐ Schmerzattacken ☐ Störung durch Zimmernachbar gestört ☐ Störung durch Pflegekräfte/-abläufe ☐ Legt sich in fremde Betten	**Wellness-Pflegediagnose** ☐ Bereitschaft für einen verbesserten Schlaf ☐ Hält gern von 13:00 bis 14:00 Uhr Mittagsschlaf ☐ Kann Schlafstörungen mitteilen ☐ Schaut zum Einschlafen Fernsehen ☐ Liest vor dem Schlafen noch etwas ☐ Meldet sich, wenn er/sie ins Bett möchte ☐ Kann allein Lagerungswechsel vornehmen ☐ Kann allein Hilfsmittel verwenden, z. B. Urinflasche ☐ Meldet sich bei Schmerzen ☐ Möchte Nachts nicht gestört werden ☐ Telefoniert vor den Schlafengehen noch mit der Angehörigen ☐ Möchte Nachtlicht eingeschaltet haben ☐ Akzeptiert Hilfsmittel (Inkontinenzversorgung, Bettgitter etc.) ☐ _____ ☐ _____ ☐ Reagiert auf Validation ☐ Geht gern zum Nachtkaffee ☐ Geht je nach Tagesform selbst zu Bett ☐ Nimmt Ratschläge, Maßnahmen, Therapien an ☐ Ist motiviert ☐ Ist kooperativ ☐ Ist orientiert ☐ Kann Wünsche und Bedürfnisse äußern

Einteilung: VÜ = Volle-Übernahme TÜ = Teil-Übernahme A = Anleitung B = Begleiten U = Unterstützen
Häufigkeit: z. B. Transfer vom Bett in Rollstuhl: (2 x täglich, Toilettentraining: 6 x täglich oder Medikamentengabe durch Pflegefachkraft

AEDL – Ruhen, schlafen und sich entspannen können

Ziele	Maßnahmen
☐ Vorhandene Fähigkeiten sind erhalten und gefördert ☐ Hat ausgewogenen Tag-Nacht-Rhythmus ☐ Hat einen erholsamen Schlaf ☐ Hat ausreichend Schlaf ☐ Äußert Wohlbefinden ☐ Nimmt Maßnahmen zur Schlafförderung an ☐ Hat einen störungsfreien/schmerzfreien Schlaf ☐ Akzeptiert Schlafstörungen, kann mit Schlafstörungen umgehen ☐ Hat einen ausgeglichen Tagesrhythmus ☐ Hat einen angstfreien Schlaf ☐ Fühlt sich sicher ☐ Störfaktoren sind ausgeschaltet bzw. minimiert	☐ Auf das Ruhebedürfnis tagsüber eingehen ☐ Zum Mittagsschlaf ins Bett bringen und mit einer Wolldecke zudecken ☐ Tagesstruktur überprüfen, ggf. verändern ☐ Medikamentenabgabe nach ärztlicher Anordnung ☐ Umgebung Schlaf fördernd verändern (z. B. Dämmerlicht, Rollos schließen) ☐ Störende Umgebungsfaktoren ausschalten ☐ Ohrstöpsel anbieten bzw. einsetzen ☐ Individuelle Schlafrituale einhalten und fördern (Buch lesen, Radio hören, Bier, heiße Milch etc.) ☐ Hilfestellung bei Verrichtungen, die aufgrund der Müdigkeit nicht selbstständig durchgeführt werden können, wie _____ ☐ Rücken mit entspannenden Ölen (z. B. Lavendelöl) einreiben ☐ Fußbad anbieten ☐ Fernseher um 23:00 Uhr ausschalten ☐ Zuwendung und Gesprächsbereitschaft bei Konflikten und Krisen anbieten ☐ Bei Bedarf Validierung durchführen ☐ Patient/Bewohner ins Nachtcafé bringen und wieder abholen ☐ Ausreichend Flüssigkeit bereitstellen und zum Trinken auffordern ☐ Lagerung nach Plan/Wunsch ☐ _____ ☐ Lagerung mit Lagerungshilfsmitteln ☐ _____ ☐ VÜ: Urinflasche bereitstellen

Um den individuellen Anforderungen des Patienten/Bewohners Rechnung zu tragen, lassen sich die Checklisten sehr leicht nach Belieben erweitern bzw. verändern. Somit können diese jederzeit neuen oder erweiterten Anforderungen angepasst werden.

AEDL nach Krohwinkel

Pflegediagnosen/Probleme	Kompetenzen (Fähigkeiten/Ressourcen)	
Beispiel		
Pflegediagnose ☐ Schlafstörungen ☐ Erschöpfung **Pflegeproblem** ☐ Leidet unter Schlafumkehr ☐ Ist erschöpft und müde	☐ Hält gern Mittagsschlaf im Bett – von 13:00 bis 14:00 Uhr ☐ Schläft oft tagsüber auf Stuhl/Sessel ein ☐ Nimmt an Tagesaktivitäten gern teil ☐ Schaut zum Einschlafen TV ☐ Möchte Nachtlicht eingeschaltet haben ☐ Geht gern zum Nachtkaffee, spielt mit den anderen Karten ☐ Kann Schlafstörung mitteilen	

Einteilung: VÜ = Volle-Übernahme TÜ = Teil-Übernahme A = Anleitung B = Begleiten U = Unterstützen
Häufigkeit: z. B. Transfer vom Bett in Rollstuhl: (2 x täglich, Toilettentraining: 6 x täglich oder Medikamentengabe durch Pflegefachkraft

AEDL – Ruhen, schlafen und sich entspannen können

Ziele	Maßnahmen
	Einschalten weitere Berufsgruppen ☐ Logopädie ☐ Ergotherapie ☐ Facharzt ☐ Arzt ☐ Krankengymnastik ☐ _____
☐ Hat ausgewogenen Tag-Nacht-Rhythmus ☐ Hat ausreichend Schlaf ☐ Äußert Wohlbefinden	☐ VÜ: Medikamentenabgabe nach ärztlicher Anordnung ☐ Auf das Ruhebedürfnis tagsüber eingehen ☐ VÜ: Zum Mittagsschlaf von 13:00–14:00 Uhr ins Bett bringen und mit einer Wolldecke zudecken ☐ VÜ: Patient/Bewohner zu den Tagesaktivitäten begleiten ☐ VÜ: Patient/Bewohner ins Nachtcafé bringen und wieder abholen ☐ Umgebung Schlaf fördernd verändern Nachtlicht und Rollos schließen ☐ VÜ: Fernsehen einschalten und ausschalten (23:00 Uhr)

Um den individuellen Anforderungen des Patienten/Bewohners Rechnung zu tragen, lassen sich die Checklisten sehr leicht nach Belieben erweitern bzw. verändern. Somit können diese jederzeit neuen oder erweiterten Anforderungen angepasst werden.

5.9 AEDL – Sich beschäftigen lernen und sich entwickeln können

(Taxonomie II, Bereich: Aktivität/Ruhe)

Pflegediagnosen/Probleme	Kompetenzen (Fähigkeiten/Ressourcen)
Pflegediagnose ☐ Beschäftigungsdefizit ☐ Aktivitätstoleranz (Bedeutet: Ungenügende physische oder psychische Kraft oder Energie, um erforderliche oder erwünschte alltägliche Aktivitäten durchzuhalten oder auszuführen) ☐ Gefahr einer Aktivitätstoleranz **Pflegeproblem** ☐ Kann den Tagesablauf nicht selbstständig gestalten ☐ Hat ein niedriges Selbstwertgefühl ☐ Fühlt sich überflüssig ☐ Kann wichtige Tätigkeiten nicht mehr ausführen ☐ Ist gelangweilt ☐ _____ ☐ _____ ☐ Kann frühere Interessen bzw. Hobbys nicht mehr ausüben, z. B. Gartenarbeit, Angeln, Handwerk usw. ☐ Kann Kontakte zu Gruppen und Vereinen nicht mehr aufrechterhalten ☐ Psychische Erkrankung wie Demenz ☐ Eingeschränktes Hören, Sehen ☐ Kann nicht mehr der Lieblingsbeschäftigung nachgehen, z. B. Lesen ☐ Eingeschränkte Beweglichkeit ☐ Depression ☐ Angst/Furcht ☐ Schmerzen	☐ Ist kontaktfreudig ☐ Pflegt Kontakt zu seinen Kindern und Enkeln ☐ Ist motiviert ☐ Kann sich beschäftigen ☐ Sucht Betätigung ☐ Will sich engagieren ☐ Ist orientiert ☐ Ist für Anregungen aufgeschlossen ☐ Hat Selbstvertrauen ☐ Kann eigene Fähigkeiten einsetzen ☐ Ist mobil ☐ Äußert Wünsche und Bedürfnisse ☐ Kann Hilfsmittel nutzen ☐ _____ ☐ Will seine Ruhe haben ☐ Möchte nicht am Beschäftigungsangebot teilnehmen, sondern fernsehen ☐ Gestaltet den Tagesablauf selbst ☐ Ist selbstständig ☐ Geht mit Begleitung zur Freizeitgestaltung ☐ Liest gern Zeitung ☐ List gern Liebesromane ☐ Telefoniert viel, z. B. mit Tochter ☐ Schaut gern TV, z. B. Fußballsendungen, Nachrichten ☐ Geht nur zum Gedächtnistraining, lehnt andere Beschäftigungsmaßnahmen ab ☐ Nimmt nur kurze Zeit am Beschäftigungsangebot teil ☐ Besucht gern Feste ☐ Nimmt gern an Ausflügen teil

Einteilung: VÜ = Volle-Übernahme TÜ = Teil-Übernahme A = Anleitung B = Begleiten U = Unterstützen
Häufigkeit: z. B. Transfer vom Bett in Rollstuhl: (2 x täglich, Toilettentraining: 6 x täglich oder Medikamentengabe durch Pflegefachkraft

AEDL – Sich beschäftigen lernen und sich entwickeln können

Ziele	Maßnahmen
☐ Vorhandene Fähigkeiten sind erhalte und gefördert ☐ Äußert Freude an Beschäftigung und Aktivitäten ☐ Nimmt an Beschäftigungsangeboten teil ☐ Hat Hobbys und pflegt diese ☐ Hat Kontakte zu Mitbewohnern/ Angehörigen/Bekannten ☐ Beschäftigt sich seinen Fähigkeiten entsprechend ☐ Ist mit dem Tagesablauf zufrieden ☐ Erlebt Tagesablauf als sinnvoll ☐ Sieht neue Beschäftigungsmöglichkeiten ☐ Hat ein Erfolgs-/ Gemeinschaftserlebnis ☐ Zeigt Zufriedenheit und Wohlbefinden ☐ Hilfsmittel ist angepasst, z. B. Brille ☐ Nimmt mit Hilfsmitteln (Rollstuhl) an Einkäufen/Spaziergängen außerhalb der Einrichtung teil ☐ Ist entscheidungsfreudig/initiativ ☐ Fühlt sich wohl ☐ Fühlt sich in der Selbstständigkeit nicht eingeschränkt ☐ Verhält sich anderen gegenüber angemessen ☐ Kontakte nach außen sind gesichert ☐ Finanzielle Mittel sind gesichert	☐ Biografiearbeit zur Erkennung der früheren Gewohnheiten **Beschäftigungstherapie** ☐ Information über Angebote zu Aktivitäten ☐ Information über Feste und Ausflüge ☐ Beschäftigungssangebote und Interessen des Patienten/Bewohners erfragen ☐ Teilnahme ermöglichen ☐ _____ ☐ Begleitung zu Aktivitäten bzw. Beschäftigungsangebot ☐ Begleitung ins Nachtcafé **Kontakte fördern** ☐ Kontakte unter Patienten/Bewohnern fördern ☐ Kontakte zu Angehörigen, Bekannten fördern ☐ Teilnahme an Festen und Feiern ermöglichen ☐ Teilnahme am Gemeindeleben, Vereinen ermöglichen ☐ _____ **Im Wohnbereich Beschäftigung anbieten, wie** ☐ Wohnbereichsbezogene Aufgaben ☐ Post holen ☐ Zeitung austeilen ☐ Beschäftigung, die auf frühere Tätigkeiten zurückgreifen, z. B. – hauswirtschaftliche Tätigkeiten – Staub wischen – Tische abräumen – Schreibarbeiten

Um den individuellen Anforderungen des Patienten/Bewohners Rechnung zu tragen, lassen sich die Checklisten sehr leicht nach Belieben erweitern bzw. verändern. Somit können diese jederzeit neuen oder erweiterten Anforderungen angepasst werden.

AEDL nach Krohwinkel

Pflegediagnosen/Probleme	Kompetenzen (Fähigkeiten/Ressourcen)
☐ Psychopharmaka ☐ Eingeschränkte Kommunikation und Wahrnehmung ☐ Beschäftigungsunlust ☐ Keine Annahme des Beschäftigungsangebotes ☐ Fehlende Motivation ☐ Kann seinen Haushalt nicht selbst führen ☐ Selbstständiges Einkaufen nicht mehr möglich ☐ Selbstständiges Einkaufen nur noch beschränkt möglich ☐ _____ ☐ Knappe finanzielle Mittel ☐ Umgebung nicht den Bedürfnissen angepasst ☐ Sonstiges	☐ Lässt sich motivieren, am Beschäftigungsangebot/Freizeitgestaltung teilzunehmen ☐ Geht mit Angehörigen freitags immer ins Café ☐ Tochter kommt täglich zu Besuch/zum Kaffeetrinken und unterhalten sich ☐ Fährt mit dem Bus regelmäßig zum Bummeln in die Stadt ☐ Hilft bei Abräumen des Geschirrs mit oder legt Wäsche zusammen usw. ☐ Singt gern mit den anderen Bewohnern ☐ Geht gern zum Singverein ☐ Nimmt gern am Seniorennachmittag in der Gemeinde teil ☐ Trifft sich täglich um 14:00 Uhr mit der Zimmernachbarin zum gemeinsamen Spaziergang ☐ Immobile Bew. ☐ Reagiert auf basale Stimulation ☐ Reagiert auf Aromatherapie ☐ Reagiert auf Ansprache ☐ wie _____ ☐ Hört gern zu, wenn Pflegekraft die Zeitung oder Buch vorliest ☐ Hört gern Volksmusik ☐ Sonstiges

Einteilung: VÜ = Volle-Übernahme TÜ = Teil-Übernahme A = Anleitung B = Begleiten U = Unterstützen
Häufigkeit: z. B. Transfer vom Bett in Rollstuhl: (2x täglich, Toilettentraining: 6x täglich oder Medikamentengabe durch Pflegefachkraft

AEDL – Sich beschäftigen lernen und sich entwickeln können

Ziele	Maßnahmen
☐ Begleitung und Beförderung, z. B. zum Verein, ist gesichert	**Sonstiges** ☐ Gewohnheiten und Bedürfnisse ermitteln ☐ Hilfsmittel zur Bewältigung von Einschränkungen bereitstellen ☐ Auf frühere Hobbys eingehen (so weit möglich) ☐ Begleitung bei Spaziergängen ☐ Kontakte zu Angehörigen u. a. Bezugspersonen vermitteln ☐ Kontakt zu Behörten vermitteln/begleiten ☐ Kontakte zu Selbsthilfegruppen, Beratungsstellen vermitteln/begleiten ☐ Organisation oder Begleitung von Gruppen und Vereinen **Immobile Patienten/Bewohner** ☐ Einzeltherapie, z. B. morgens u. nachmittags ca. 10 Min. ☐ Basale Stimulation ☐ Aromatherapie ☐ Vorlesen der Zeitung oder eines Buch ☐ Musik anbieten, z. B. Volksmusik **Demenziell veränderte Patienten/Bewohner** ☐ Einzeltherapie ☐ Gruppentherapie (nur kleine Gruppen) ☐ Einbeziehen in den Tagesablauf ☐ Validation ☐ Basale Stimulation ☐ Aromatherapie ☐ Vorlesen der Zeitung oder eines Buch ☐ Bilder anschauen ☐ Musik anbieten, z. B. Volksmusik ☐ Singen ☐ Tätigkeiten aus dem früheren Leben anbieten bzw. Erinnerungsarbeit ☐ wie _____

Um den individuellen Anforderungen des Patienten/Bewohners Rechnung zu tragen, lassen sich die Checklisten sehr leicht nach Belieben erweitern bzw. verändern. Somit können diese jederzeit neuen oder erweiterten Anforderungen angepasst werden.

AEDL nach Krohwinkel

Pflegediagnosen/Probleme	Kompetenzen (Fähigkeiten/Ressourcen)	
Beispiel		
Pflegediagnose ☐ Beschäftigungsdefizit **Pflegeproblem** ☐ Kann den Tagesablauf nicht selbstständig gestalten ☐ Kann frühere Interessen nicht mehr ausüben z. B. Gartenarbeit ☐ Kann Kontakte zu Gruppen und Vereinen nicht mehr aufrechterhalten ☐ Eingeschränkte Sehfähigkeit ☐ Eingeschränkte Beweglichkeit ☐ Kann nur kurze Strecken gehen, ist unsicher ängstlich ☐ Sturzgefahr	☐ Äußert Wünsche und Bedürfnisse ☐ Kann Hilfsmittel nutzen ☐ Geht mit Begleitung in den Garten ☐ Kann Gartenarbeit am Hochbeet mit Hilfe durchführen (nur im Frühling/Sommer) ☐ Liest gern Zeitung mit Lupe ☐ Telefoniert gerne, z. B. mit Tochter ☐ Geht gern zum Gedächtnistraining und zur Gymnastik ☐ Besucht gern Feste ☐ Nimmt gern an Ausflügen teil ☐ Geht mit Angehörigen freitags immer ins Café ☐ Singt gern mit den anderen Bewohnern ☐ Hört gern zu, wenn Pflegekraft die Zeitung oder Buch vorliest ☐ Hört gern Hörspiel-CD	

Einteilung: VÜ = Volle-Übernahme TÜ = Teil-Übernahme A = Anleitung B = Begleiten U = Unterstützen
Häufigkeit: z. B. Transfer vom Bett in Rollstuhl: (2 x täglich, Toilettentraining: 6 x täglich oder Medikamentengabe durch Pflegefachkraft

AEDL – Sich beschäftigen lernen und sich entwickeln können

Ziele	Maßnahmen
	Haushaltsführung ☐ Einkäufe tätigen ☐ Unterstützung bei der Haushaltsführung anbieten, z. B. durch Haushaltshilfe ☐ Nahrung zubereiten und servieren ☐ Geschirr reinigen ☐ Wäsche reinigen, bügeln usw. ☐ Reinigung der Wohnung **Einschalten weiterer Berufsgruppen** ☐ Logopädie ☐ Ergotherapie ☐ Facharzt ☐ Arzt ☐ Krankengymnastik ☐ _____
☐ Vorhandene Fähigkeiten sind erhalten und gefördert ☐ Begleitung und Beförderung, z. B. zum Verein, ist gesichert ☐ Sturzgefahr ist vermieden	☐ VÜ: Weiterführen der Biografiearbeit zur Erkennung der früheren Gewohnheiten **Beschäftigungstherapie** ☐ Information über Angebote zu Aktivitäten ☐ Information über Feste und Ausflüge ☐ VÜ: Begleitung zu Aktivitäten bzw. Beschäftigungsangebot ☐ VÜ: Teilnahme am Gemeindeleben, an Vereinen organisieren (z. B. jeder erste Freitag im Monat) ☐ Sturzgefahr wird durch Begleitung zu den einzelnen Aktivitäten gemindert

Um den individuellen Anforderungen des Patienten/Bewohners Rechnung zu tragen, lassen sich die Checklisten sehr leicht nach Belieben erweitern bzw. verändern. Somit können diese jederzeit neuen oder erweiterten Anforderungen angepasst werden.

5.10 AEDL – Sich als Mann oder Frau fühlen und sich verhalten können

(Taxonomie II, Bereiche: Coping/Stresstoleranz, Sexualität)

Pflegediagnosen/Probleme	Kompetenzen (Fähigkeiten/Ressourcen)
Pflegediagnose ☐ Vergewaltigungssyndrom: Enthält drei Untergruppen: Vergewaltigungstrauma, verstärkte Reaktion, stumme Reaktion ☐ Sexualstörung ☐ Unwirksames Sexualverhalten (Bedeutet: äußert Besorgnis über seine Sexualität) **Pflegeproblem** ☐ Lehnt Pflege durch andersgeschlechtliche Pflegekräfte ab ☐ Außergewöhnliches Schamgefühl bei Intimpflege ☐ Kann Sexualität nicht ausleben; Folge: sexuelle Übergriffe ☐ Hat ein starkes Bedürfnis nach Zärtlichkeit ☐ Enthemmtes Verhalten ☐ Fühlt sich als Mann oder Frau herabgesetzt (Bartwuchs, Haarausfall) ☐ Kann sich nicht mehr geschlechtsspezifisch kleiden/pflegen durch Krankheit ☐ Fühl sich durch Krankheitsfolgen unattraktiv (z. B. Stoma, Abhängigkeit von medizinischen Geräten, Hauterkrankungen, Amputationen, Narben usw.) ☐ Kann sich nicht mehr selbst schminken ☐ Äußert Gefühle nicht ☐ Schnelle Stimmungswechsel ☐ Gestörtes Selbstwertgefühl ☐ Angst bzw. Aggressionen gegenüber dem anderen Geschlecht	☐ Akzeptiert die Regeln des Zusammenlebens ☐ Hat intaktes Selbstwertgefühl ☐ Akzeptiert gesellschaftliche Normen ☐ Kann Wünsche und Bedürfnisse mitteilen ☐ Kann sich mitteilen ☐ Kann mit Einschränkungen und Veränderungen gut umgehen ☐ Geht regelmäßig zur Selbsthilfegruppe ☐ Kann über frühere Geschehnisse sprechen wie _____ ☐ Kann über Sorgen sprechen ☐ Legt Wert auf gepflegtes Äußeres ☐ Geht nur geschminkt aus dem Haus/Zimmer ☐ Liebt Lippenstift, muss am Tag öfters aufgetragen werden ☐ Zieht nur Röcke an ☐ Legt Wert auf Schmuck, Ohrringe, Ketten

Einteilung: VÜ = Volle-Übernahme TÜ = Teil-Übernahme A = Anleitung B = Begleiten U = Unterstützen
Häufigkeit: z. B. Transfer vom Bett in Rollstuhl: (2x täglich, Toilettentraining: 6x täglich oder Medikamentengabe durch Pflegefachkraft

AEDL – Sich als Mann oder Frau fühlen und sich verhalten können

Ziele	Maßnahmen
☐ Vorhandene Fähigkeiten erhalten und fördern ☐ Kann Bedürfnisse und Gefühle mitteilen ☐ Fühlt sich verstanden ☐ Erleidet keine Folgeschäden ☐ Akzeptiert Einschränkungen und Veränderungen ☐ Fühlt sich sicher und angenommen ☐ Fühlt sich als Mann oder Frau ☐ Ist geschminkt ☐ Hat ein positives und bejahendes Selbstempfinden/Selbstwertgefühl ☐ Biografische Hintergründe sind respektiert ☐ Empfindet Vertrauen zu Pflegekräften ☐ Religiöse/kulturelle Gebote sind eingehalten ☐ Fühlt sich wohl und gepflegt, siehe AEDL 4	☐ Gleichgeschlechtliche Pflege – wenn gewünscht – sicherstellen ☐ Aus religiösen/kulturellen Gründen gleichgeschlechtliche Pflege sicherstellen ☐ Dauerhafte Bezugsperson zur Wahrung der Intimsphäre ermöglichen ☐ Einverständnis zu allen pflegerischen Handlungen einholen ☐ Vertrauen durch Bezugspflege herstellen ☐ Gespräche führen ☐ Übernahme/Hilfestellung bei Hautpflege/Schminken ☐ Einschalten eines Therapeuten ☐ Kontakte unter Patienten/Bewohnern fördern ☐ Unterstützung bei Ängsten anbieten ☐ Selbstbestimmung unterstützen und fördern ☐ Zuwendung und Anerkennung auch nonverbal signalisieren ☐ Siehe AEDL 5 ☐ _____ ☐ _____ ☐ _____ ☐ _____ **Einschalten weiterer Berufsgruppen** ☐ Logopädie ☐ Ergotherapie ☐ Facharzt ☐ Arzt ☐ Krankengymnastik ☐ _____

Um den individuellen Anforderungen des Patienten/Bewohners Rechnung zu tragen, lassen sich die Checklisten sehr leicht nach Belieben erweitern bzw. verändern. Somit können diese jederzeit neuen oder erweiterten Anforderungen angepasst werden.

AEDL nach Krohwinkel

Pflegediagnosen/Probleme	Kompetenzen (Fähigkeiten/Ressourcen)	
☐ Abwehr von Berührung/Körperkontakt ☐ Sozialer Rückzug ☐ Verbaler und nonverbaler Ausdruck von Wut, Trauer und Niedergeschlagenheit ☐ _____ ☐ Sonstiges		
Beispiel		
Pflegeproblem ☐ Bew. lehnt Pflege durch männliche Pflegekraft ab ☐ Kann sich nicht mehr selbst schminken	☐ Kann Wünsche und Bedürfnisse äußern ☐ Legt Wert auf gepflegtes Äußeres ☐ Geht nur geschminkt aus dem Haus/Zimmer ☐ Zieht nur Röcke an ☐ Legt großen Wert auf gepflegte Frisur ☐ Geht gern einmal wöchentlich zum Friseur	

5.11 AEDL – Für eine sichere und fördernde Umgebung sorgen können

(Taxonomie II, Bereich: Sicherheit/Schutz)

Pflegediagnosen/Probleme	Kompetenzen (Fähigkeiten/Ressourcen)	
Pflegediagnose ☐ Aspirationsgefahr ☐ Vergiftungsgefahr ☐ Verletzungsgefahr ☐ Sturzgefahr	☐ Kann sich auf räumliche Gegebenheiten einstellen ☐ Vertraut den Pflegenden ☐ Vertraut auf Hilfsmittel ☐ Ist kompromissbereit ☐ Kann Schmerzen äußern ☐ Kann Kontakte aufrechterhalten	

Einteilung: VÜ = Volle-Übernahme TÜ = Teil-Übernahme A = Anleitung B = Begleiten U = Unterstützen
Häufigkeit: z. B. Transfer vom Bett in Rollstuhl: (2 x täglich, Toilettentraining: 6 x täglich oder Medikamentengabe durch Pflegefachkraft

AEDL – Für eine sichere und fördernde Umgebung sorgen können

Ziele	Maßnahmen

Ziele	Maßnahmen
☐ Vorhandene Fähigkeiten erhalten und fördern ☐ Biografische Hintergründe sind respektiert ☐ Fühlt sich wohl und gepflegt	☐ Dauerhafte Bezugspers. z. Wahrung der Intimsphäre ermögl. ☐ Einverständnis zu allen pflegerischen Handlungen einholen ☐ Körpernahe Pflege nur durch weibliche Pflegekraft ☐ Unterstützung bei Nutzung des Lippenstiftes ☐ VÜ: Schmuck anlegen, Ohrringe und Kette ☐ VÜ: Haare frisieren (2 x täglich) ☐ Friseurtermin ausmachen (1 x wöchentlich) ☐ Gespräche führen ☐ Siehe AEDL Sich pflegen

Ziele	Maßnahmen
☐ Vorhandene Fähigkeiten sind erhalten und gefördert ☐ Akzeptiert Hilfsmittel ☐ Benutzt angepasste Hilfsmittel ☐ Akzeptiert Sicherheitsmaßnahmen ☐ Erkennt eigene Belastungsgrenze ☐ Erkennt Gefahrenquellen ☐ Hat einen geregelten Tagesablauf	**Fixierungen nach Einverständnis (Richter, Patient/Bewohner)** ☐ Bettgitter ☐ Bauchgurt ☐ Schlafsack ☐ Bettschürze ☐ Betreuung einrichten/informieren ☐ Medikamentenabgabe nach Anordnung des Arztes

Um den individuellen Anforderungen des Patienten/Bewohners Rechnung zu tragen, lassen sich die Checklisten sehr leicht nach Belieben erweitern bzw. verändern. Somit können diese jederzeit neuen oder erweiterten Anforderungen angepasst werden.

AEDL nach Krohwinkel

Pflegediagnosen/Probleme	Kompetenzen (Fähigkeiten/Ressourcen)
Pflegeproblem ☐ Kann Gefahren nicht erkennen ☐ Fenster/Balkontüren ☐ Feuer ☐ Hitzequellen ☐ Treppen ☐ Kälte ☐ Stromquellen ☐ Findet sich in der Umgebung nicht zurecht ☐ Kann den Tagesablauf zeitlich nicht strukturieren ☐ Kann Medikamente nicht allein richten **Selbstgefährdung durch** ☐ Übersteigen des Bettgitters ☐ Suizid ☐ Suchterkrankung **Sturzgefahr** ☐ Sturzgefährdung ☐ Schmerzen bei Bewegungsabläufen ☐ Eingeschränkter Bewegungsapparat ☐ Neurologische Ausfälle ☐ Bewusstseinsstörung ☐ Herz-/Kreislauferkrankungen ☐ Gleichgewichtsstörungen ☐ Schwindelgefühl ☐ Sehstörungen	☐ Erkennt Gefahren und meldet sich bei Hilfsbedarf ☐ Kann Gefahren wahrnehmen ☐ Siehe AEDL Kommunikation, Orientierung und Sich bewegen

Einteilung: VÜ = Volle-Übernahme TÜ = Teil-Übernahme A = Anleitung B = Begleiten U = Unterstützen
Häufigkeit: z. B. Transfer vom Bett in Rollstuhl: (2 x täglich, Toilettentraining: 6 x täglich oder Medikamentengabe durch Pflegefachkraft

AEDL – Für eine sichere und fördernde Umgebung sorgen können

Ziele	Maßnahmen
☐ Lernt mit Alternativen umzugehen ☐ Findet sich zurecht ☐ Fühlt sich sicher ☐ Kann sich koordiniert und sicher bewegen ☐ Sturzgefahr ist beseitigt bzw. minimiert ☐ Gefahrenquelle ist beseitigt bzw. Umgang mit Gefahren wird beherrscht ☐ Kompromiss ist gefunden ☐ Medikamenteneinnahme ist gewährleistet ☐ Betreuung ist eingerichtet bzw. hat eine Vertrauensperson ☐ Persönliche Angelegenheiten sind erledigt ☐ Selbst-/Fremdgefährdung ist vermieden ☐ Schmerzen sind vermieden ☐ Sturzgefahr ist vermieden ☐ Hat keine Schmerzen beim Bewegen	☐ Gespräche führen ☐ Umgebung auf Gefahren hin kontrollieren ☐ Gefahren – so weit wie möglich – ausschalten ☐ Anleiten zum sicheren Bewegen im Umfeld ☐ Validierende Gespräche führen ☐ Lebensmittel prüfen und für Vorrat sorgen ☐ Für Schmerzlinderung sorgen ☐ Siehe auch AEDL Kommunikation/Orientierung, vitale Funktionen des Lebens aufrechterhalten, Essen und Trinken, sich pflegen ☐ _____ ☐ _____ ☐ _____ ☐ _____ **Sturzprophylaxe** ☐ siehe auch Standard Nr. … ☐ Einschätzen des Risikos und allgemeine Hilfestellung ☐ Hindernisse und Gefahren beseitigen ☐ Begleitung anbieten ☐ Geeignete Halt- und Stützmöglichkeiten bieten ☐ Beachtung und Berücksichtigung medizinischer Gefahren ☐ Passive Schutzmaßnahmen zur Verfügung stellen, z. B. Hüftprotektoren ☐ Patient/Bewohner auffordern, sich zu melden, wenn er Hilfe braucht **Einschalten weitere Berufsgruppen** ☐ Ergotherapie ☐ Facharzt ☐ Arzt ☐ Krankengymnastik ☐ _____

Um den individuellen Anforderungen des Patienten/Bewohners Rechnung zu tragen, lassen sich die Checklisten sehr leicht nach Belieben erweitern bzw. verändern. Somit können diese jederzeit neuen oder erweiterten Anforderungen angepasst werden.

AEDL nach Krohwinkel

Pflegediagnosen/Probleme	Kompetenzen (Fähigkeiten/Ressourcen)
Beispiel	
Pflegediagnose ☐ Verletzungsgefahr **Pflegeproblem** ☐ Kann Medikamente nicht allein richten **Sturzgefahr** ☐ Sturzgefährdung ☐ Schmerzen bei Bewegungsabläufen ☐ Sehstörungen	☐ Kann Schmerzen äußern ☐ Kann sich auf räumliche Gegebenheiten einstellen ☐ Kann Kontakte aufrechterhalten ☐ Geht nur mit Rollator aus dem Zimmer

Soziale Kontakte u. Beziehungen

5.12 AEDL – Soziale Bereiche des Lebens sichern und gestalten können

(Taxonomie II, Bereiche: Selbstwahrnehmung, Rolle/Beziehungen)

Pflegediagnosen/Probleme	Kompetenzen (Fähigkeiten/Ressourcen)
Pflegediagnose ☐ Vereinsamungsgefahr ☐ Alkoholismusbedingt gestörte Familienprozesse ☐ Unterbrochene Familienprozesse ☐ Soziale Isolation ☐ Beeinträchtigte Religiosität ☐ Rollenüberlastung pflegender Angehöriger/Laien ☐ Gefahr einer Rollenüberlastung pflegender Angehöriger/Laien	**Wellness-Pflegediagnose** ☐ Bereitschaft für verbesserte Familienprozesse ☐ Hat Kontakt zu Vertrauensperson ☐ Will informiert sein ☐ Pflegt telefonisch Kontakte ☐ Nimmt Hilfestellung und Unterstützung an ☐ Ist interessiert an Neuem ☐ Ist interessiert am Umfeld ☐ Kann mit Abhängigkeit gut umgehen ☐ Kann in einigen Bereichen Entscheidungen treffen ☐ Übernimmt Verantwortung ☐ Geht gern auf andere zu

Einteilung: VÜ = Volle-Übernahme TÜ = Teil-Übernahme A = Anleitung B = Begleiten U = Unterstützen
Häufigkeit: z. B. Transfer vom Bett in Rollstuhl: (2 x täglich, Toilettentraining: 6 x täglich oder Medikamentengabe durch Pflegefachkraft

AEDL – Soziale Bereiche des Lebens sichern und gestalten können

Ziele	Maßnahmen
☐ Vorhandene Fähigkeiten sind erhalten und gefördert ☐ Sturzgefahr ist vermieden ☐ Hat keine Schmerzen beim Bewegen	☐ Medikamentenabgabe nach Anordnung des Arztes ☐ Für Schmerzlinderung sorgen ☐ Gespräche führen ☐ Umgebung auf Gefahren kontrollieren ☐ Gefahren – so weit wie möglich – ausschalten ☐ Anleiten zum sicheren Bewegen im Umfeld

Ziele	Maßnahmen
☐ Vorhandene Fähigkeiten sind erhalten und gefördert ☐ Hat Kontakt zu Bewohnern, Angehörigen, Mitarbeitern ☐ Wünscht eine Bezugsperson/hat eine Bezugsperson ☐ Ist integriert ☐ Geht auf Menschen zu ☐ Bringt sich in die Gemeinschaft ein ☐ Ist informiert ☐ Nimmt am gesellschaftlichen Leben teil ☐ Kennt Ursache der Isolation und arbeitet aktiv daran, sie zu reduzieren	☐ Betreuung einrichten ☐ Gespräche anbieten ☐ Kontakte zu Gruppen anbieten ☐ Kontakte zu Gruppen vermitteln ☐ Kontakte zu Mitbewohnern anbieten ☐ Kontakte zu Mitbewohnern vermitteln ☐ Kontakte zu Nachbarn anbieten ☐ Kontakte zu Nachbarn vermitteln ☐ Kontakte zu Angehörigen anbieten ☐ Kontakte zu Angehörigen vermitteln ☐ Kontakte zu Pfarreien anbieten ☐ Kontakte zu Pfarreien vermitteln ☐ Besuchsdienst, Nachbarschaftshilfe einschalten

▶

Um den individuellen Anforderungen des Patienten/Bewohners Rechnung zu tragen, lassen sich die Checklisten sehr leicht nach Belieben erweitern bzw. verändern. Somit können diese jederzeit neuen oder erweiterten Anforderungen angepasst werden.

AEDL nach Krohwinkel

Pflegediagnosen/Probleme	Kompetenzen (Fähigkeiten/Ressourcen)
Pflegeproblem ☐ Hat keine Bezugsperson ☐ Ist antriebsarm ☐ Fühlt sich isoliert ☐ Ist misstrauisch ☐ Sozialer Rückzug ☐ Hilflosigkeit in den täglichen Verrichtungen ☐ Kann keine Entscheidungen mehr treffen ☐ Fehlende finanzielle Möglichkeiten **Kann Kontakte nicht aufrechterhalten Aufgrund von** ☐ Desorientiertheit ☐ körperlicher Behinderung ☐ schlechter Verkehrsanbindung ☐ vermeintlicher Unabänderlichkeit der Situation ☐ räumlicher Trennung von Angehörigen ☐ Verlust von Bezugspersonen ☐ Einschränkungen der Sprach-, Hör- und/oder Sehfähigkeit	☐ Nimmt Angebote an zur Bewältigung seiner Isolation ☐ Nimmt gern an Veranstaltungen, am Gemeindeleben teil ☐ Siehe AEDL Kommunikation, Orientierung, Sich bewegen, Sich als Mann oder Frau fühlen, Sich beschäftigen, Sich pflegen und kleiden
Beispiel	
Pflegediagnose ☐ Soziale Isolation ☐ Vereinsamungsgefahr **Pflegeproblem** ☐ Hat keine Bezugsperson ☐ Fühlt sich isoliert ☐ Sozialer Rückzug	☐ Nimmt Angebote an zur Bewältigung seiner Isolation an ☐ Vorhandene Fähigkeiten sind erhalten und gefördert

Einteilung: VÜ = Volle-Übernahme TÜ = Teil-Übernahme A = Anleitung B = Begleiten U = Unterstützen
Häufigkeit: z. B. Transfer vom Bett in Rollstuhl: (2 x täglich, Toilettentraining: 6 x täglich oder Medikamentengabe durch Pflegefachkraft

AEDL – Soziale Bereiche des Lebens sichern und gestalten können

Ziele	Maßnahmen
☐ Erfährt Zuwendung und Aufmerksamkeit ☐ Lebt selbstbestimmt ☐ Trifft Entscheidungen selbstständig ☐ Ist zufrieden ☐ Das Interesse am Umfeld ist geweckt ☐ Das Interesse an Neuem ist geweckt	☐ Orientierungshilfen geben (Bilder, Uhr, Kalender) ☐ Situationsbedingte Gespräche führen ☐ Zeitungen anbieten ☐ Hilfsmittel anbieten ☐ Zur Teilnahme an Aktivitäten (Feste etc.) motivieren/informieren ☐ Siehe auch AEDL Kommunikation/Orientierung und Sich beschäftigen ☐ Bezugsperson sicherstellen ☐ Bedürfnisse erkennen und darauf eingehen ☐ Für Sicherheit sorgen ☐ Selbst- und Fremdgefährdung ausschließen ☐ Biografische Hintergründe berücksichtigen ☐ Auf ausreichende Flüssigkeitszufuhr achten **Einschalten weiterer Berufsgruppen** ☐ Facharzt ☐ Arzt ☐ Krankengymnastik ☐ _____
☐ Hat Kontakt zu Bewohnern, Angehörigen, Mitarbeitern ☐ Hat eine Bezugsperson	☐ Betreuung einrichten ☐ Gespräche anbieten ☐ Begleiten zur Teilnahme an Aktivitäten ☐ Kontakte zu Gruppen vermitteln ☐ Kontakte zu Mitbewohnern anbieten ☐ Kontakte zu Pfarreien anbieten ☐ Kontakte zu Pfarreien vermitteln ☐ Besuchsdienst, Nachbarschaftshilfe einschalten ☐ Siehe auch AEDL Kommunikation/Orientierung und Sich beschäftigen

▶

Um den individuellen Anforderungen des Patienten/Bewohners Rechnung zu tragen, lassen sich die Checklisten sehr leicht nach Belieben erweitern bzw. verändern. Somit können diese jederzeit neuen oder erweiterten Anforderungen angepasst werden.

5.13 AEDL – Mit existenziellen Erfahrungen des Lebens umgehen können

(Taxonomie II, Bereiche: Coping/Stresstoleranz, Lebensprinzipien, Perzeption/Kognition, Selbstwahrnehmung, Sicherheit/Schutz, Befinden)

Pflegediagnosen/Probleme	Kompetenzen (Fähigkeiten/Ressourcen)
Pflegediagnose ☐ Angst ☐ Todesangst ☐ Beeinträchtigte Anpassung ☐ Unwirksames Coping (Bedeutet: Eine Störung der Anpassungs- und der Problemlösungsfähigkeiten eines Menschen in Bezug auf die Einschätzung von Situationen, die Auswahl geeigneter Reaktionen und die Unfähigkeit, vorhandene Ressourcen zu nutzen) ☐ Behindertes familiäres Coping (Bedeutet: Ein Verhalten einer Bezugsperson, das sie selbst und/oder den Patienten/Bewohner abhält, die notwendige Anpassung an den veränderten Gesundheitszustand zu leisten) ☐ Gefährdendes familiäres Coping ☐ Hoffnungslosigkeit ☐ Furcht ☐ Unwirksames Gesundheitsverhalten ☐ Körperbildstörung ☐ Machtlosigkeit ☐ Posttraumatisches Syndrom (Bedeutet: Anhaltend fehl angepasste Reaktion auf ein traumatisches überwältigendes Ereignis, z. B. Tod, Gewalttaten, Verlust des Hauses/Wohnung) ☐ Unwirksames Verleugnen ☐ Akute Verwirrtheit ☐ Chronische Verwirrtheit	**Wellness-Pflegediagnose** ☐ Bereitschaft für ein verbessertes spirituelles Wohlbefinden ☐ Bereitschaft für ein verbessertes Coping einer Gemeinschaft ☐ Bereitschaft für ein verbessertes familiäres Coping dies heißt mit den Pat/Bew. zusammen einen verbesserten Gesundheitszustand herzustellen ☐ Bereitschaft für ein verbessertes Therapiemanagement ☐ Kann Schmerzen äußern und um Hilfe bitten ☐ Kann mit Schmerzen umgehen und sie vermeiden ☐ Kennt Methoden zur Schmerzbekämpfung und setzt sie ein ☐ Kann verbal Schmerz ausdrücken ☐ Kann durch nonverbale Äußerungen auf Schmerzen aufmerksam machen, wie ☐ Kann über Ängste sprechen ☐ Kann mit Angst umgehen ☐ Kann über seine Gefühle und Bedürfnisse sprechen ☐ Fühlt sich durch andere verstanden ☐ Nimmt Angebote zur Bewältigung an ☐ Hat Lebensmut ☐ Kann trauern ☐ Spricht viel über den Verlust des Partners

Einteilung: VÜ = Volle-Übernahme   TÜ = Teil-Übernahme   A = Anleitung   B = Begleiten   U = Unterstützen
Häufigkeit: z. B. Transfer vom Bett in Rollstuhl: (2x täglich, Toilettentraining: 6x täglich oder Medikamentengabe durch Pflegefachkraft

Mit existenziellen Erfahrungen des Lebens umgehen können

Ziele	Maßnahmen
☐ Vorhandene Fähigkeiten sind erhalten und gefördert ☐ Ist schmerzfrei, hat Schmerztherapie ☐ Schmerzen sind verringert ☐ Kann verbal Schmerzen äußern ☐ Kennt Schmerz auslösende Faktoren und kann sie vermeiden ☐ Akzeptiert Krankheit/Behinderung ☐ Ängste sind vermieden ☐ Kennt Möglichkeiten mit der Angst umzugehen ☐ Ist angstfrei ☐ Spricht über Sorgen/Ängste ☐ Hoffnungslosigkeit ist vermieden ☐ Hat wieder Lebensmut ☐ Nutzt Unterstützungsangebote ☐ Fühlt sich angenommen ☐ Akzeptiert das Leben ☐ Nimmt Verlust/Trennung an ☐ Kann trauern ☐ Nimmt den neuen Lebensabschnitt/das Alter an ☐ Hat sich gut eingelebt ☐ Hat wieder Selbstwertgefühl ☐ Nimmt am Gemeinschaftsleben teil ☐ Nimmt die Realität an ☐ Hat Vertrauen	☐ Einbeziehen des Arztes ☐ Medikamentengabe nach Anweisung des Arztes (Schmerzen) ☐ Schmerztherapie anbieten ☐ Beruhigende Waschungen und wärmende Auflagen bei Schmerzen anbieten ☐ Führen des Schmerzprotokolls ☐ Gespräche über Schmerzproblematik führen ☐ Schmerzassessment durchführen ☐ Einbeziehen des Schmerzstandards ☐ Angst auslösende Ursachen vermeiden ☐ Validation bei starken Gefühlsausbrüchen anwenden ☐ Hilfsmittel zur Verfügung stellen, z. B. Notrufsystem, Glocke ☐ Entspannende Maßnahmen durchführen, z. B. Atemübungen, warmes Bad ☐ Aktives Zuhören/Bestätigung und Anerkennung geben ☐ Situationsbezogene Gespräche führen ☐ Aus der Isolation holen durch Kontaktaufnahme zu anderen Menschen ☐ Gesprächsgruppen und Therapeutische Angebote anbieten ☐ Verständnis zeigen und Unterstützung bei Bearbeitung der Trauer geben ☐ Regelmäßige Kontakte zur/zum Seelsorger/in sicherstellen ☐ Vertrauen und Sicherheit geben

Um den individuellen Anforderungen des Patienten/Bewohners Rechnung zu tragen, lassen sich die Checklisten sehr leicht nach Belieben erweitern bzw. verändern. Somit können diese jederzeit neuen oder erweiterten Anforderungen angepasst werden.

AEDL nach Krohwinkel

Pflegediagnosen/Probleme	Kompetenzen (Fähigkeiten/Ressourcen)
☐ Existenzielle Verzweiflung (Bedeutet: Werte und Lebensgrundsätze zu sich selbst, zu Anderen, Kunst, Kultur, Musik, Natur sind durch verringerte der Fähigkeiten beeinträchtigt) ☐ Gefahr einer existenziellen Verzweiflung ☐ Akute Schmerzen ☐ Chronische Schmerzen ☐ Selbstverletzung/-gefahr ☐ Geringes Selbstwertgefühl ☐ Chronische Sorgen ☐ Suizidgefahr ☐ Erschwerte Trauer ☐ Relokationssyndrom (Bedeutet: Physiologische und/oder psychosoziale Störung infolge des Wechseln von einer Umgebung in eine andere) **Pflegeproblem** ☐ Hat Schmerzen ☐ Chronische Schmerzen ☐ Nervenschmerzen **Hat Angst vor** ☐ dem Leben ☐ dem Tod ☐ der Einsamkeit ☐ finanzieller Abhängigkeit ☐ Krankheit ☐ dem Alter ☐ Isolation ☐ neuem Lebensabschnitt (z. B. AH-Einzug) **Leidet unter** ☐ Hoffnungslosigkeit ☐ Depressionen	☐ Kann Schmerzen über den Verlust ausdrücken ☐ Nimmt Hilfen an ☐ Hat Hoffnung und nimmt selbstständig soziale Kontakte zu anderen Menschen auf ☐ Ist interessiert an Neuem ☐ Setzt sich mit den neuen Gegebenheiten auseinander ☐ Geht auf Menschen zu ☐ Ist offen zu Menschen ☐ Hat Vertrauen ☐ Findet Kraft und Halt in … ☐ Kann Gefühle mitteilen ☐ Hat keine finanzielle Sorgen ☐ Hat Angehörige, die unterstützen

Einteilung: VÜ = Volle-Übernahme TÜ = Teil-Übernahme A = Anleitung B = Begleiten U = Unterstützen
Häufigkeit: z. B. Transfer vom Bett in Rollstuhl: (2x täglich, Toilettentraining: 6x täglich oder Medikamentengabe durch Pflegefachkraft

Ziele	Maßnahmen
☐ Spricht über Lebensereignisse ☐ Findet Sinn am Leben ☐ Findet Gleichgesinnte ☐ Beteiligt sich am aktuellen Tagesgeschehen ☐ Fühlt sich wohl und akzeptiert ☐ Findet sich in der Umgebung zurecht	☐ Kulturelle/religiöse Auffassungen beachten/einbeziehen ☐ Besuche ermöglichen, vermitteln ☐ Externe fachliche Beratung hinzuziehen (Seelsorger etc.) ☐ Nähe und Verständnis vermitteln ☐ Tagesstrukturierte Maßnahmen und Ziele gemeinsam festlegen ☐ Bezugsperson sicherstellen ☐ Bedürfnisse erkennen und darauf eingehen ☐ Für Sicherheit sorgen ☐ Selbst- und Fremdgefährdung ausschließen ☐ Biografische Hintergründe berücksichtigen ☐ Auf ausreichende Flüssigkeitszufuhr achten ☐ Auf genügend Orientierungshilfen achten bzw. anbringen **Einschalten weiterer Berufsgruppen** ☐ _____ ☐ _____

Um den individuellen Anforderungen des Patienten/Bewohners Rechnung zu tragen, lassen sich die Checklisten sehr leicht nach Belieben erweitern bzw. verändern. Somit können diese jederzeit neuen oder erweiterten Anforderungen angepasst werden.

AEDL nach Krohwinkel

Pflegediagnosen/Probleme	Kompetenzen (Fähigkeiten/Ressourcen)
☐ Bewusstseinsstörungen ☐ _____ ☐ _____ ☐ Chronische Erkrankung ☐ Unfälle, Behinderung, Schmerzen ☐ Interessenlosigkeit ☐ Unselbstständigkeit ☐ Lebenskrise/fehlender Lebenssinn ☐ Ist misstrauisch gegenüber Neuem ☐ Leidet unter unbewältigten Erlebnissen (Krieg, Tod) ☐ Hadert mit Gott und der Welt **Leidet unter dem Verlust von** ☐ Eigenständigkeit ☐ Partner ☐ Bezugsperson ☐ bisherigem Umfeld ☐ Gesundheit ☐ Körperbild **Akute Verwirrtheit** ☐ Desorientiertheit ☐ Gedächtnisstörungen ☐ Suchen von Gegenständen, Wegen, Orten, Personen ☐ Angst, Unruhezustände, Halluzinationen, Weglauftendenz ☐ Depression ☐ Tag-Nacht-Rhythmus gestört ☐ Wortfindungsstörungen, Singen, Schreien **Chronische Verwirrtheit** ☐ Verlangsamtes Denken ☐ Persönlichkeitsveränderungen ☐ Desorientiertheit ☐ Gedächtnisstörungen	

Einteilung: VÜ = Volle-Übernahme   TÜ = Teil-Übernahme   A = Anleitung   B = Begleiten   U = Unterstützen
Häufigkeit: z. B. Transfer vom Bett in Rollstuhl: (2 x täglich, Toilettentraining: 6 x täglich oder Medikamentengabe durch Pflegefachkraft

Mit existenziellen Erfahrungen des Lebens umgehen können

Ziele	Maßnahmen

Um den individuellen Anforderungen des Patienten/Bewohners Rechnung zu tragen, lassen sich die Checklisten sehr leicht nach Belieben erweitern bzw. verändern. Somit können diese jederzeit neuen oder erweiterten Anforderungen angepasst werden.

AEDL nach Krohwinkel

Pflegediagnosen/Probleme	Kompetenzen (Fähigkeiten/Ressourcen)
☐ Suchen von Gegenständen, Wegen, Orten, Personen ☐ Angst, Unruhezustände, Halluzinationen, Weglauftendenz ☐ Depression ☐ Tag-Nacht-Rhythmus gestört ☐ Wortfindungsstörungen, Singen, Schreien ☐ Antriebsarmut ☐ Motorische Unruhezustände ☐ Gehstörungen ☐ Überforderungsgefühl **Hat Sorge um** ☐ finanzielle Dinge ☐ Haus/persönliche Gegenstände ☐ _____ ☐ _____ ☐ Akzeptiert Abhängigkeit nicht (Hilfebedarf) ☐ Fügt sich nur schwer in Gemeinschaft ein ☐ Fühlt sich abgeschoben ☐ Fühlt sich wertlos ☐ Kann Krankheit/Behinderung nicht annehmen/akzeptieren ☐ Sieht im Leben keinen Sinn mehr ☐ Unverarbeitete Vergangenheit ☐ Kommt mit der jetzigen Situation nicht zurecht ☐ Sonstiges	

Einteilung: VÜ = Volle-Übernahme TÜ = Teil-Übernahme A = Anleitung B = Begleiten U = Unterstützen
Häufigkeit: z. B. Transfer vom Bett in Rollstuhl: (2 x täglich, Toilettentraining: 6 x täglich oder Medikamentengabe durch Pflegefachkraft

Mit existenziellen Erfahrungen des Lebens umgehen können

Ziele	Maßnahmen

Um den individuellen Anforderungen des Patienten/Bewohners Rechnung zu tragen, lassen sich die Checklisten sehr leicht nach Belieben erweitern bzw. verändern. Somit können diese jederzeit neuen oder erweiterten Anforderungen angepasst werden.

AEDL nach Krohwinkel

Pflegediagnosen/Probleme	Kompetenzen (Fähigkeiten/Ressourcen)
Beispiel	
Pflegediagnose ☐ Angst ☐ Erschwerte Trauer	☐ Kann den Schmerz ausdrücken ☐ Kann mit Angst nur teilweise umgehen ☐ Kann über seine Gefühle und Bedürfnisse sprechen ☐ Nimmt Angebote zur Bewältigung an ☐ Spricht viel über den Verlust des Partners ☐ Kann Schmerzen über den Verlust ausdrücken ☐ Setzt sich mit den neuen Gegebenheiten auseinander ☐ Geht auf Menschen zu

Einteilung: VÜ = Volle-Übernahme TÜ = Teil-Übernahme A = Anleitung B = Begleiten U = Unterstützen
Häufigkeit: z. B. Transfer vom Bett in Rollstuhl: (2 x täglich, Toilettentraining: 6 x täglich oder Medikamentengabe durch Pflegefachkraft

AEDL – Mit existenziellen Erfahrungen des Lebens umgehen

Ziele	Maßnahmen
☐ Vorhandene Fähigkeiten sind erhalten und gefördert ☐ Kennt Möglichkeiten, mit der Angst umzugehen ☐ Spricht über Sorgen/Ängste ☐ Nimmt Verlust an	☐ Angst auslösende Ursachen vermeiden ☐ Bei starken Gefühlsausbrüchen Validation anwenden ☐ Aktives Zuhören/Bestätigung und Anerkennung geben ☐ Situationsbezogene Gespräche führen ☐ Verständnis und Unterstützung zur Bearbeitung der Trauer geben ☐ Regelmäßige Kontakte zur/zum Seelsorger/in sicherstellen ☐ Vertrauen und Sicherheit geben

Um den individuellen Anforderungen des Patienten/Bewohners Rechnung zu tragen, lassen sich die Checklisten sehr leicht nach Belieben erweitern bzw. verändern. Somit können diese jederzeit neuen oder erweiterten Anforderungen angepasst werden.

6 Krankheitsbilder mit individuellen Pflegeplanungsformulierungen

6.1 Diabetes mellitus

Name:
Zimmer:
Datum:
Pflegekraft:

Probleme	Ressourcen	Ziele
☐ Hyperglykämie	☐ Ist einsichtig	☐ Hat akzeptable Blutzuckerwerte
☐ Falsches Ernährungsverhalten	☐ Kann mit seiner / ihrer Krankheit umgehen	☐ Hat ein, den medizinischen Notwendigkeiten, angepasstes Essverhalten
☐ Diät wird nicht eingehalten	☐ Begreift die Notwendigkeit der verordneten Maßnahmen	
☐ Gier auf Süßigkeiten		☐ Arbeitet sinnvoll mit Angehörigen und Bezugspersonen zusammen
☐ Hoher Alkoholverbrauch	☐ Kann kommunizieren	
☐ Übergewicht	☐ Arbeitet motiviert mit	☐ Hat intakte Haut
☐ Kein Mengengefühl	☐ Nimmt Hilfen an / wahr, z.B. med. Fußpflege	☐ Bleibt zur Mitarbeit motiviert / ist dauerhaft motiviert, an der Therapie mitzuarbeiten
☐ Folgeerkrankungen		
☐ Gefäßerkrankungen (Gangrän)		
☐ Entzündung der Bauchspeicheldrüse (Pankreatitis)	**Nimmt Hilfsmittel an**	☐ Nimmt seine / ihre Krankheit an
☐ Leberschäden (Fettleber)	☐ Orthopädische Schuhe	☐ Komplikationen sind vermieden
☐ Diabetischer Fuß (Fußpflege, Hautpflege)	☐ Gehstock	☐ Folgeerkrankungen sind vermieden
	☐ Rollator	
☐ Nierenschäden		☐ Verletzungen / Infektionen sind vermieden
☐ Nervenschäden	☐ Erkennt Symptome und teilt diese mit	☐ Gewicht ist reduziert
☐ Augenschäden		☐ Seine / ihre individuelle Lebensqualität ist gesichert
☐ Infektionen der Haut, z.B. Furunkel / Ekzeme	☐ Angehörige sind einsichtig und arbeiten mit	
☐ Infektanfälligkeit		Sonstiges
☐ Trockene Haut	Sonstiges	
☐ Instabile Blutzuckerwerte		
☐ Gestörtes Temperaturempfinden		
☐ Gestörte Wundheilung		
☐ Diabetischer Schock		
☐ Hypoglykämischer Schock		
☐ Inkontinenz		
☐ Vermehrte Urinausscheidung		
☐ Uneinsichtigkeit von Angehörigen und Freunden bzgl. der notwendigen Diät / des notwendigen Ernährungsverhaltens		
☐ Sonstiges		

Diabetes mellitus

Maßnahmen	PS	Häufigkeit	Form der Hilfe
☐ Patient und Angehörige über Erkrankung aufklären			
☐ Motivieren, Maßnahmen einzuhalten			
☐ Zeitlich festgelegte Essensangebote vereinbaren			
☐ Regelmäßig med. Fußpflege bestellen			
☐ Für eine regelmäßige (bedarfsgerechte und turnusmäßige) med. Betreuung sorgen			
☐ Kontinuierliche, gezielte Hautpflege und Hautinspektion durchführen			
☐ Dekubitusprohylaxe			
☐ Spezielle Mundpflege durchführen			
☐ Überwachen der Infusionstherapie			
☐ Harnweginfektionsprophylaxe			
☐ Auf geeignetes Schuhwerk achten			
☐ Diagnostische Maßnahmen nach ärztlicher Verordnung			
☐ Für ausreichende Flüssigkeit sorgen, ggf. bilanzieren			
☐ Regelmäßige Gewichtskontrollen			
☐ Für angemessene Kleidung sorgen			
☐ Auf ausreichende Bewegung achten			
☐ Vermittlung von Sicherheit, seelische Begleitung des Bewohners / Patienten			
☐ Kontinuierliche Krankenbeobachtung			
☐ Blutzuckerkontrolle			
☐ Vitalzeichenkontrolle			

Sonstiges

6.2 Schlaganfall

Zimmer: Pflegekraft:

Probleme	Ressourcen	Ziele
☐ Hemiplegie ≙ lehnt betroffene Körperhälfte ab	☐ Akzeptiert den Schlaganfall und arbeitet an der Therapie mit	☐ Akzeptiert betroffene Körperhälfte
☐ Hemiparese ≙ Immobilität	☐ **Ist motiviert therapeutische Maßnahmen durchzuführen**	☐ Hat eine intakte Haut
☐ Aphasie ≙ Sprachstörungen	☐ Logotherapie	☐ Ist psychisch stabil
☐ Halbseitige Sensibilitätsstörungen	☐ Krankengymnastik	☐ Hat Vertrauen, ist angstfrei
	☐ Basale Stimulation	☐ Erkennt eigene Ressourcen
	☐ Physiotherapie	☐ **Folgeschäden sind vermieden**
	☐ Ist zugänglich	☐ Kontrakturen
	☐ Kann sprechen und verstehen	☐ Weitere Lähmungen
☐ Leidet unter Sehstörungen	☐ Ist orientiert	☐ Inkontinenz
☐ Störungen der Vitalfunktionen	☐ Akzeptiert Hilfsmittel	☐ Normale Bewegungsabläufe sind wieder erlernt
☐ Orientierungs- und Konzentrationsstörungen ≙ örtlich / zeitlich / situativ	☐ Akzeptiert Hilfe	☐ Die Orientierung (zeitlich / örtlich / situativ) ist wiedergewonnen / erhalten
	☐ Zieht betroffene Körperhälfte in seinen Bewegungsablauf mit ein	☐ Sensibilität ist wiedergewonnen / erhalten
	Sonstiges	☐ Selbstwertgefühl ist wiedergewonnen / erhalten
☐ Miktionsstörungen		☐ Selbstständigkeit und individuelle Lebensqualität ist wiedergewonnen / erhalten
☐ Kontrollverlust der Blasen- und Darmtätigkeit		☐ Umgebung wird wahrgenommen
		Sonstiges
☐ Hat Schluckstörungen		
☐ Leidet unter gestörtem Körperschema		
☐ Hat ein eingeschränktes Gesichtsfeld		
☐ Leidet unter Schmerzen		
☐ Leidet unter Gefühlsschwankungen		

Schlaganfall

Probleme	Ressourcen	Ziele
☐ **Ist psychisch verändert** ☐ Depressive Verstimmung ☐ Antriebsarmut ☐ Hat Angst ☐ Hat kein Selbstwertgefühl ☐ Fühlt sich wertlos, lästig, nutzlos ☐ Ist weinerlich _____ _____		
☐ **Ist wesensverändert mit Verhaltensauffälligkeiten** ☐ Gestörtes Essverhalten ☐ Gestörte Sexualität _____		
☐ **Hat Spastiken an** _____ _____ _____		
☐ **Leidet unter Folgeerkrankungen** ☐ Dekubitus ☐ Pneumonie ☐ Thrombose ☐ Inkontinenz ☐ Soor und Parotitis _____ Sonstiges		

113

Krankheitsbilder mit individuellen Pflegeplanungsformulierungen

Maßnahmen	PS	Häufigkeit	Form der Hilfe
☐ Maßnahmen nach ärztlicher Verordnung durchführen / über Verlauf informieren			
☐ Angehörige (mit Einverständnis des Patienten) über Pflegemaßnahmen informieren / einbinden			
☐ Lagerung und Pflege nach Bobath			
☐ **Prophylaktische Maßnahmen durchführen, z.B.** ☐ Dekubitusprophylaxe ☐ Thromboseprophylaxe ☐ Pneumonieprophylaxe			
☐ Erfolgserlebnisse vermitteln ☐ Angst nehmen durch Gespräche / Zuwendung ☐ Mit Hilfsmitteln versorgen / anleiten			
☐ Motivieren, am sozialen Leben teilzunehmen ☐ Gefühl des Angenommenseins vermitteln ☐ Mundpflege nach jeder Nahrungsaufnahme durchführen ☐ Gesichtshygiene durchführen			

Schlaganfall

Maßnahmen	PS	Häufigkeit	Form der Hilfe
Kontakte zu externen Therapeuten vermitteln ☐ - Krankengymnastik ☐ - Ergotherapie ☐ - Logopädie _____ _____ ☐ Maßnahmen der Therapie unterstützen / fortführen ☐ Kontaktaufnahme zu anderen Betroffenen anregen ☐ Vermittlung von Sebsthilfegruppen ☐ Siehe AEDL 1 bis 13 Sonstiges			

Krankheitsbilder mit individuellen Pflegeplanungsformulierungen

6.3 Parkinson

Name:
Zimmer:
Datum:
Pflegekraft:

Probleme	Ressourcen	Ziele
Akinese ☐ Verlangsamung aller Bewegungsabläufe ☐ Verarmung der Mimik (Maskengesicht) ☐ Verarmung der Gestik (kleinschrittiger, schlurfender Gang) ☐ Fehlendes Mitschwingen der Arme beim Gehen ☐ Nach vorne übergebeugte Körperhaltung ☐ Leise, monotone, zunehmend stimmlose Sprache ☐ Kleines Schriftbild **Rigor** ☐ Erhöhung der Muskelspannung (wird als Starrheit empfunden) **Tremor** ☐ Zittern bei Ruhe ☐ Abnormale Handbewegungen (Pillendrehen oder Münzenzählen) **Psychische Veränderung** ☐ Depressive Verstimmung ☐ Rückgang der Spontanität ☐ Verzögerung emotionaler Reaktionen ☐ Teilnahmslosigkeit ☐ Antriebsschwäche ☐ Reizbarkeit	☐ Ist mobil ☐ Ist orientiert ☐ Ist motiviert, nimmt am gesellschaftlichen Leben teil ☐ Ist gesellig ☐ Kann seine Angst kontrollieren ☐ Legt Wert auf ein gepflegtes Äußeres ☐ Ist psychisch stabil ☐ Kann zubereitete Nahrung selbstständig zu sich nehmen ☐ Kann zubereitete Nahrung mit Hilfe zu sich nehmen ☐ Nimmt Hilfen an ☐ Akzeptiert Hilfsmittel ☐ Lernt Bewältigungstechniken ☐ Akzeptiert Ergotherapie ☐ Akzeptiert Logotherapie ☐ Akzeptiert Krankengymnastik ☐ Ist offen für medikamentöse Behandlung ☐ Kennt das Krankheitsbild Sonstiges	☐ Akzeptiert seine / ihre Krankheit ☐ Sieht die Notwendigkeit der täglichen Übungen ein ☐ Sieht die Notwendigkeit der täglichen Medikamenteneinnahme ein ☐ Führt selbstständig die Körperpflege durch ☐ Akzeptiert die Grenzen seiner / ihrer Leistungsfähigkeit ☐ Hat gesunde, intakte Haut ☐ Nimmt Hilfen an ☐ Hat ein gutes Selbstwertgefühl ☐ Ist integriert ☐ Pflegt Kontakte ☐ Hat Freude am Leben ☐ Hat Vertrauen ☐ Ist angstfei ☐ Selbstständigkeit und Mobilität sind so lange wie möglich erhalten ☐ Stress und Aufregung sind vermieden ☐ Die Selbstständigkeit beim Essen und Trinken ist erhalten Sonstiges

Parkinson

Probleme	Ressourcen	Ziele
Vegetative Störungen ☐ Gesteigerte Speichelsekretion ☐ Fettig-glänzende Haut und Haare ☐ Erhöhte Talgabsonderungen (Salbengesicht) ☐ Störungen der Temperatur, wie Hitzewallung und Schweißausbrüche ☐ Umkehr des Schlaf-Wachrhythmus		
Drohende Komplikationen bei Bettlägerigkeit ☐ Kontrakturen ☐ Dekubitus ☐ Pneumonie ☐ Gewichtsverlust ☐ Kopfschmerzen bei Rigor ☐ Vernachlässigt das persönliche Erscheinungsbild ☐ Schwierigkeiten bei / beim Wasserlassen, Darmträgheit		
Sonstiges ☐ hat vermehrten Speichelfluss infolge Schluckstörungen ☐ hat Schweißausbrüche ☐ Fühlt sich entwertet (Partnerprobleme) ☐ siehe AEDL's Sonstiges		

Krankheitsbilder mit individuellen Pflegeplanungsformulierungen

Maßnahmen	PS	Häufigkeit	Form der Hilfe
☐ Maßnahmen nach ärztlicher Verordnung durchführen / über Verlauf informieren ☐ Viel Zeit lassen, nie Zeitdruck ausüben ☐ Erforderliche Prophylaxen durchführen: _____ _____ _____			
☐ Koordinationsübungen mit Beinen durchführen ☐ Koordinationsübungen mit Armen durchführen ☐ Gelegenheit zu Gesprächen nutzen ☐ Geduldiges Zuhören ☐ Wertschätzender Umgang ☐ Für passende Hilfsmittel sorgen, zum Gebrauch anleiten und motivieren: _____ _____ _____			
☐ Geplante Gewichtskontrolle durchführen ☐ Für saubere Kleidung sorgen ☐ Für Gesichtshygiene sorgen ☐ Zur Körperpflege anleiten und motivieren ☐ Gestaltung des Umfelds, auf Gefahren achten _____ _____ _____			

Maßnahmen	PS	Häufigkeit	Form der Hilfe
☐ Angehörige über Krankheit und Pflege informieren / einbinden			
☐ Kontaktaufnahme mit Selbsthilfegruppe empfehlen			
Sonstiges _____			

6.4 Vergesslichkeit, Verwirrtheit, Demenz

Name:
Zimmer:
Datum:
Pflegekraft:

Probleme	Ressourcen	Ziele
☐ Vergisst Namen ☐ Verlegt Gegenstände ☐ Hat ein vermindertes Erinnerungsvermögen ☐ Hat Wortfindungsstörungen ☐ Hat Gedankenabrisse (Gedanken anfangen, nicht zu Ende führen) ☐ Hat Gedankensprünge ☐ Konfabuliert (Gedächtnislücken werden mit vielen Worten gefüllt) ☐ Leidet unter Perseveration (sprachlicher Wiederholungsdrang) ☐ Ist verwirrt in vertrauter Umgebung ☐ Findet sich in vertrauter Umgebung nicht zurecht ☐ Ist stark verunsichert (Angst / Panik) _____	☐ Kann lesen ☐ Kann sich beschäftigen ☐ Nimmt Hilfe an ☐ Ist gruppenfähig ☐ Fähig in einer Gemeinschaft zu leben ☐ Erinnert sich an frühere Gegebenheiten (Langzeitgedächtnis) ☐ Ist gesellig ☐ Nimmt am gesellschaftlichen Leben teil ☐ Beherrscht Bewältigungsstrategien ☐ Hat soziale Kontakte ☐ Hat eine positive Grundstimmung ☐ Ist offen, ist nicht aggresiv ☐ Lässt sich durch eine Vertrauensperson positiv motivieren ☐ Keine Ressourcen	☐ Ist im Wohnbereich integriert ☐ Fühlt sich wohl ☐ Erkennt Hilfsmittel ☐ Kann mit Hilfsmitteln umgehen ☐ Fühlt sich sicher und geborgen ☐ Fühlt sich angenommen ☐ Lebt in einem angemessenen Tag – Nacht – Rhythmus ☐ Wahrt Distanz ☐ Ist ausreichend ernährt ☐ Benutzt die Toilette ☐ Respektiert den anderen Menschen ☐ Legt aggressives Verhalten ab ☐ Erkennt die Gefahren Sonstiges
Leidet unter Verlust der zeitlichen / örtlichen / situativen Orientierung **Zeitliche** ☐ Fassadenverhalten ☐ Frage nach: Wochentag, Datum, Jahr ☐ Frage nach biografischen Ereignissen **Örtliche** ☐ Fragen nach dem Zimmer ☐ Fragen nach der Toilette ☐ Fragen nach dem Aufenthaltsort / wo bin ich?	Sonstiges	

Vergesslichkeit, Verwirrtheit, Demenz

Probleme	Ressourcen	Ziele
Situativ: ☐ Sammeltrieb ☐ Kommt nicht mit der gegebenen Situation zurecht ☐ Führt althergebrachte Gewohnheiten weiter durch ☐ Logisches Denken verringert sich ☐ Logisches Denken geht verloren ☐ Lehnt Hautkontakt ab **Zur Person:** ☐ Der BW / Patient kann keine persönlichen Angaben mehr machen ☐ Der BW / Patient reagiert nicht mehr z.B. auf seinen Namen ☐ Er / sie erkennt die eigenen Angehörigen nicht mehr ☐ Erkennt lebensnotwendige Bedürfnisse nicht mehr ☐ Kann nicht im Zusammenhang denken ☐ Durchlebt wechselnde Gefühlsreaktionen ☐ Leidet unter Schlafstörungen bei Tag und Nacht-Umkehr ☐ Leidet unter Bewegungsstörungen ☐ Leidet unter stereotypen Bewegungsabläufen ☐ Ist sebstgefährdet durch Verkennung von Gefahr ☐ Hat ein enthemmtes Verhalten, z.B. unkontrolliertes Essverhalten ☐ Zeigt verändertes Verhalten und Erleben ☐ Zeigt depressive oder aggresive Verhaltensweise _____ _____ Sonstiges		

Krankheitsbilder mit individuellen Pflegeplanungsformulierungen

Maßnahmen	PS	Häufigkeit	Form der Hilfe
☐ Maßnahmen nach ärztlicher Anordnung durchführen, über Verlauf informieren ☐ Ruhige Umgebung schaffen ☐ Sich Zeit nehmen ☐ Eindeutige Anleitungen geben			
☐ Einfache, auf den Bewohner abgestimmte, Tagesstrukturierung ☐ Orientierungshilfen geben			
☐ Sensibles Vorgehen beim Korrigieren / Belehren ☐ Reizüberflutung vermeiden (Fernseher, Radio) ☐ Keinen Zeitdruck vermitteln ☐ Erforderliche Prophylaxen durchführen			

Maßnahmen	PS	Häufigkeit	Form der Hilfe
☐ Für ausreichende Flüssigkeitszufuhr sorgen, wenn nötig Bilanz führen ☐ Gedächtnistraining durchführen ☐ Für angemessene Beschäftigung sorgen			
☐ Zur Übernahme von Tätigkeiten motivieren und anleiten			
☐ Angehörige, so weit wie möglich, über Pflege und Zustand informieren bzw. mit einbeziehen ☐ Siehe AEDL's			
☐ Arzt / Facharzt informieren **Einschalten weiterer Berufsgruppen**			
Sonstiges			

Krankheitsbilder mit individuellen Pflegeplanungsformulierungen

6.5 Suchterkrankung

Name:
Zimmer:
Datum:
Pflegekraft:

Probleme	Ressourcen	Ziele
☐ Hat einen erhöhten Alkohol- / Medikamentenspiegel	☐ Kann kommunizieren ☐ Ist kooperativ ☐ Ist kompromissbereit ☐ Ist motiviert Sonstiges	☐ Ist fähig zum Leben in der Gemeinschaft ☐ Hat Vertrauen ☐ Fühlt sich wohl ☐ Fühlt sich geborgen ☐ Hat ein positives Selbstwertgefühl ☐ Findet Alternativen zum Suchtmittel ☐ Für Sicherheit ist gesorgt Sonstiges
☐ Leidet unter Ernährungsmangel		
☐ Ist stuhl- / urininkontinent		
☐ Vernachlässigt sein / ihr äußeres Erscheinungsbild		
☐ Wird gemieden		
☐ Hat Schlafstörungen / Unruhe		
☐ Hat Konzentrationsmangel		
☐ Ist unfähig, sich zu kleiden		

☐ Hat Wesensveränderungen und / oder Verhaltensveränderungen, z.B.
   ☐ Halluzinationen
   ☐ aggressives Verhalten
   ☐ auffälliges Verhalten		

☐ Hat verändertes Temperaturverhalten		
☐ Hat Sprach-, Wahrnehmungs-, Verständigungsstörungen		
☐ Hat gestörte Selbsteinschätzung		
☐ Lebt in seiner / ihrer eigenen Traumwelt / leidet unter Realitätsverlust		
☐ Leidet unter dem Verlust von Lebenssinn		
☐ Lehnt alle Pflegeaktivitäten ab		
☐ Verliert Hemmungen / moralische Orientierung		
☐ Befindet sich in finanzieller Notlage		
☐ Lehnt Aktivitäten in der Gruppe ab		
☐ Ist unfähig, normale Nahrung aufzunehmen		
☐ Leidet unter Eifersuchtswahn		
☐ Hat einen Tremor		
☐ Leidet unter unphysiologischen Bewegungsabläufen		
Sonstiges		

Suchterkrankung

Maßnahmen	PS	Häufigkeit	Form der Hilfe
☐ Maßnahmen nach ärztlicher Verordnung durchführen / über Verlauf informieren			
☐ Bewohner und Angehörige über Pflegemaßnahmen informieren / einbinden			
☐ Tagesstrukturen anbieten / vereinbaren			
☐ Sinngebung / Erfolgserlebnisse vermitteln / Lob aussprechen			
☐ Einüben von Alltagskompetenzen			
☐ Diskretes Beobachten des Suchtverhaltens			
☐ Konsequentes Einhalten von Absprachen			
☐ Zur selbstständigen Übernahme von Tätigkeiten motivieren und auf Durchführung achten			
☐ Aufgaben im Wohnbereich / in der Einrichtung anbieten (z.B. Botengänge, Wäschetransporte, Gartenpflege, u.a.)			
Einschalten weiterer Berufsgruppen			
Sonstiges			

6.6 Leberzirrhose

Name: Datum:
Zimmer: Pflegekraft:

Probleme	Ressourcen	Ziele

☐ Darf keinen Alkohol zu sich nehmen
☐ Leidet unter Leistungsverlust
☐ Ist psychisch verstimmt
☐ Leidet unter Gewichtsverlust
☐ Leidet unter Übelkeit, Druck- oder Völlegefühl im Oberbauch
☐ Leidet unter Gelbfärbung der Haut
☐ Leidet unter Ödemen
☐ Hormonelle Störungen, wie
    ☐ Verlust der Sekundärbehaarung
    ☐ Potenzstörungen
    ☐ Menstruationsstörungen
☐ Psychische Veränderungen wie
    ☐ Verwirrtheitzustände
    ☐ körperlicher Abbau
    ☐ intellektueller Abbau
    ☐ Stimmungsschankungen
☐ Leidet unter Atemnot
☐ Leidet unter Bewegungseinschränkung
☐ Leider unter der Gewissheit nicht mehr gesund zu werden
☐ Angst vor Diskriminierung
 	
Sonstiges
	☐ Ist kooperativ
	☐ Kann Kommunizieren
	☐ Kennt Krankheitsbild
	☐ Kann seine / ihre Angst kontrollieren
	☐ Nimmt Hilfsmittel an
	☐ Ist orientiert
	☐ Ist zugänglich
	☐ Ist offen für medikamentöse Behandlung
	
	Sonstiges
		☐ Nimmt Hilfe an
		☐ Selbstständigkeit und Mobilität sind so lange wie möglich erhalten
		☐ Findet Alternativen zum Suchtmittel
		☐ Kann sich mit der Krankheit auseinander setzen
		
		Sonstiges

Leberzirrhose

Maßnahmen	PS	Häufigkeit	Form der Hilfe
☐ Maßnahmen nach ärztlicher Verordnung durchführen ☐ Linderung der Symptome, durch Ausschalten schädlicher Faktoren, z.B. Alkohol ☐ Ausgewogene leicht verdauliche Kost anbieten ☐ Wertschätzender Umgang / Verhalten (Validation) ☐ Ruhiger Umgang / eindeutige Anleitung geben ☐ Auf Grenzen hinweisen (Selbst- und Fremdschutz) ☐ Ständige Krankenbeobachtung und Austausch mit dem Arzt ☐ Gepräche führen ☐ Siehe AEDL's 1 bis 13 **Einschalten weiterer Berufsgruppen** Sonstiges			

Krankheitsbilder mit individuellen Pflegeplanungsformulierungen

6.7 Hirnorganisches Psychosyndrom

Name:
Zimmer:
Datum:
Pflegekraft:

Probleme	Ressourcen	Ziele
Der Bewohner / Der Patient ☐ neigt zu akuten Verwirrtheitszuständen ☐ hat Trugwahrnehmungen ☐ leidet unter zwanghaftem und wahnhaftem Verhalten ☐ leidet unter motorischen Unruhezuständen ☐ ist agressiv ☐ schreit ☐ schlägt ☐ beißt ☐ zeigt Weglauftendenzen ☐ zieht sich aus ☐ schmiert mit Kot ☐ zeigt ein nicht situationsgemäßes sexuelles Verhalten ☐ ist depressiv ☐ leidet unter Störungen des Tag-Nacht-Rhythmus ☐ spricht mit reduziertem Wortschatz, monotones Singen, Rufen Sonstiges	**Der Bewohner / Der Patient** ☐ akzeptiert das Krankheitsbild ☐ ist einsichtig ☐ arbeitet aktiv mit ☐ **kann mit Hilfe stehen** ☐ **kann mit Hilfe sitzen** ☐ **kann mit Hilfe Treppensteigen** Sonstiges	☐ Verwirrtheitszustand ist vermieden (Demenz dadurch ausgeschlossen) Sonstiges

128

Hirnorganisches Psychosyndrom

Maßnahmen	PS	Häufigkeit	Form der Hilfe
☐ Fachärztliche Abklärung des Krankheitsbildes veranlassen ☐ Wertschätzender Umgang / Verhalten (Validation) ☐ Ruhiger Umgang / eindeutige Anleitung geben ☐ Auf Grenzen hinweisen (Selbst- und Fremdschutz) ☐ Ständige Krankenbeobachtung und Austausch mit dem Arzt			
Einschalten weiterer Berufsgruppen			
Sonstiges			

6.8 Wahnvorstellungen

Name: Datum:
Zimmer: Pflegekraft:

Probleme	Ressourcen	Ziele
Vergiftungswahn ☐ Hat verändertes Verhalten ☐ Isst und trinkt nur bestimmte Dinge (dadurch keine ausgewogene Ernährung) ☐ Ist misstrauisch ☐ Hat Angst ☐ Verweigert die Aufnahme von Nahrung / Medikamenten **Religiöser Wahn** ☐ Hat Angst vor Versagen und Strafe ☐ Leidet unter Schuldgefühlen ☐ Ist unruhig **Verfolgungswahn** ☐ Fühlt sich verfolgt (Polizei, Geheimdienst) ☐ Leidet unter einer ausgeprägten Unruhe ☐ Hat Angst und baut darum Sicherheitssysteme auf ☐ Leidet unter Schlafstörungen **Verarmungswahn** ☐ Hat Angst ☐ Leidet unter Sammeltrieb ☐ Übersteigerter Geiz ☐ Verweigert die Teilnahme an Angeboten aus Kostengründen **Bestehlungswahn** ☐ Fühlt sich bestohlen ☐ Hat ständig Angst, bestohlen zu werden (Geld, Haus, Lebensmittel) ☐ Versucht sein Eigentum zu sichern ☐ Misstrauen ☐ Wiederbeschaffung von Eigentum (Verlustausgleich) Sonstiges	☐ Akzeptiert Bezugsperson ☐ Akzeptiert Therapien ☐ Kann sich beschäftigen ☐ Ist offen für Beschäftigungsangebote Sonstiges	☐ Ist abgelenkt durch Beschäftigung ☐ Fühlt sich ernst genommen ☐ Fremd- und Selbstgefährdung ist vermieden ☐ Die Körperhygiene ist ausreichend / angemessen ☐ Krise ist entschärft ☐ Beruhigung ist eingetreten ☐ Angst ist reduziert Sonstiges

Wahnvorstellungen

Maßnahmen	PS	Häufigkeit	Form der Hilfe
☐ Ängste reduzieren durch verständnisvolles Zuhören und Begleiten des Bewohners (Wahn ernst nehmen) ☐ Ablenken und einbeziehen in die Aktivitäten des täglichen Lebens ☐ Soziale Kontakte fördern, Patienten zu nichts zwingen ☐ Angehörige über Wahnsymptome aufklären und in Maßnahmen einbeziehen ☐ Arzt über Medikamentenwirkung informieren ☐ Medikamentenabgabe nach ärztl. Verordnung ☐ Ruhephase für den Bewohner einplanen ☐ Tagesstruktur festlegen			

Einschalten weiterer Berufsgruppen

Sonstiges

Krankheitsbilder mit individuellen Pflegeplanungsformulierungen

6.9 Depression

Name:
Zimmer:
Datum:
Pflegekraft:

Probleme	Ressourcen	Ziele
Gehemmte Depression ☐ Ist antriebsarm (Apathie) ☐ Vernachlässigt sein / ihr Äußeres ☐ Hat ein schwaches oder fehlendes Selbstwertgefühl ☐ Fehlender Antrieb zum Aufstehen **Agitierte Depression** ☐ Läuft ruhelos und ziellos umher ☐ Macht sich ständig bemerkbar, bedarf ständiger Aufmerksamkeit ☐ Stellt stereotype Fragen ☐ Klagt und jammert laut, oft ohne Unterbrechung ☐ Leidet unter massiven Selbstzweifeln ☐ Hat Minderwertigkeitsgefühle ☐ Hat Angst vor Anforderungen ☐ Leidet unter innerer Leere und Sinnlosigkeit ☐ Ist vereinsamt durch inneren Rückzug ☐ Leidet unter Todeswünschen und neigt zum Selbstmord Sonstiges	☐ Kann kommunizieren / ist kommunikativ ☐ Ist kooperativ ☐ Kann lesen ☐ Kann sich beschäftigen ☐ Nimmt Hilfen an ☐ Ist fähig zum aktiven Leben in der Gemeinschaft ☐ Ist gruppenfähig ☐ Erinnert sich an frühere Gegebenheiten (Langzeitgedächtnis) ☐ Ist gesellig ☐ Nimmt an dem gesellschaftlichen Leben teil ☐ Beherrscht Bewältigungsstrategien ☐ Hat soziale Kontakte ☐ Ist gutmütig und offen ☐ Lässt sich durch eine Vertrauensperson positiv motivieren Sonstiges	☐ Bewältigt / beherrscht / kontrolliert seine / ihre Ängste ☐ Hat / erfährt Erfolgserlebnisse ☐ Hat ein positives Selbstwertgefühl ☐ Nimmt regelmäßig seine / ihre Medikamente unter Aufsicht ein ☐ Suizid ist vermieden ☐ Selbstständigkeit und Eigenaktivität sind gefördert Sonstiges

Depression

Maßnahmen	PS	Häufigkeit	Form der Hilfe
☐ Beschäftigungstherapie anbieten ☐ Ängste reduzieren durch verständnisvolles Zuhören und Begleiten des Bewohners ☐ Ablenken und einbeziehen in die Aktivitäten des täglichen Lebens ☐ Motivieren, sich zu bewegen ☐ Soziale Kontakte fördern, Bewohner / Patienten zu nichts zwingen ☐ Angehörige über Depression aufklären und in Maßnahmen einbeziehen ☐ Überwachen der ärztlichen Anordnung (z.B. Schlafentzug) ☐ Arzt über Medikamentenwirkung informieren ☐ Medikamentenabgabe nach ärztl. Verordnung ☐ Tagesstruktur festlegen **Einschalten weiterer Berufsgruppen** _____ _____ Sonstiges _____ _____ _____ _____ _____ _____ _____ _____			

Krankheitsbilder mit individuellen Pflegeplanungsformulierungen

6.10 Osteoporose

Name:
Zimmer:
Datum:
Pflegekraft:

Probleme	Ressourcen	Ziele

☐ Hat Dauerschmerz: Knochen- / Muskelschmerzen
☐ Ist bewegungseingeschränkt
☐ Hat körperliche Veränderungen (z. B. Witwenbuckel)
☐ Hat verstärkte Knochenbruchneigung
☐ Neigt zu Spontanbrüchen
☐ Ist aufgrund von Schmerzen bettlägerig, dadurch Gefahr von Folgeerkrankungen:
  ☐ Dekubitus
  ☐ Thrombose
  ☐ Kontrakturen
  ☐ Obstipation
  ☐ Pneumonie
☐ Hat Schlafstörungen
☐ Nimmt seltener am gesellschaftlichen Leben teil
☐ Hat Kachexie
 	
Sonstiges
	☐ Hat seine / ihre Krankheit angenommen / akzeptiert sie / kann mit ihr leben
	☐ Hat eine positive Lebensauffassung
	☐ Positive Grundstimmung, unterstützt die aktiven Maßnahmen
	☐ Kann mit Schmerzen umgehen (erhöhte Schmerztoleranz)
	☐ Hat Kontakte zu Bezugsperson
	☐ Ist im Rahmen seiner / ihrer Möglichkeiten integriert
	☐ Ist motiviert zur aktiven Mitarbeit
	☐ Nimmt Anteil am öffentlichen Leben innerhalb und außerhalb der Einrichtung
	
	Sonstiges
		☐ Ist weitgehend schmerzfrei
		☐ Hat eine verbesserte Muskelkraft
		☐ Hat einen ausgewogenen Ernährungszustand
		☐ Hat einen ungestörten, ausreichenden Schlaf
		☐ Die Beweglichkeit der Gelenke ist / wird aufrechterhalten
		☐ Folgeerkrankungen sind vermieden
		  ⇨ Dekubitus
		  ⇨ Thrombose
		  ⇨ Kontrakturen
		  ⇨ Obstipation
		  ⇨ Pneumonie
		☐ Gefahren sind vermieden
		☐ Spontane Knochenbrüche sind vermieden
		☐ Stürze sind vermieden
		☐ Verordnete Therapie vom Arzt ist sichergestellt
		☐ Freude und Motivation sind erhalten
		
		Sonstiges

Osteoporose

Maßnahmen	PS	Häufigkeit	Form der Hilfe
☐ Maßnahmen nach ärztlicher Verordnung durchführen ☐ Ständige Krankenbeobachtung und Austausch mit dem Hausarzt ☐ Passive / aktive Bewegung durchführen (in Pflegemaßnahmen integrieren) ☐ Zur Teilnahme am gesellschaftlichen Leben motivieren ☐ Prophylaxen durchführen zur Vermeidung von Folgeerkrankungen:			
☐ Anleitung und Unterstützung im Umgang mit Hilfsmitteln geben ☐ Ablenken und einbeziehen in die Aktivitäten des täglichen Lebens			
Einschalten weiterer Berufsgruppen			
Sonstiges			

7 AEDL/ABEDL® nach Krohwinkel

Die 13 AEDL-Bereiche sind nie getrennt voneinander zu begreifen. Sie stehen immer miteinander in einer wechselseitigen Beziehung und bedingen einander.

Tabelle 1: Aktivitäten und existenzielle Erfahrungen des Lebens nach Krohwinkel.

1	Kommunizieren können
2	Sich bewegen können
3	Vitale Funktionen des Lebens aufrechterhalten können
4	Essen und trinken können
5	Ausscheiden können
6	Sich pflegen können
7	Sich kleiden können
8	Ruhen, schlafen und sich entspannen können
9	Sich beschäftigen lernen und sich entwickeln können
10	Sich als Frau oder Mann fühlen und sich verhalten können
11	Für eine sichere und fördernde Umgebung sorgen können
12	Soziale Beziehungen und Bereiche sichern und gestalten können
13	Mit existenziellen Erfahrungen des Lebens umgehen können

Mittlerweile hat *Monika Krohwinkel* ihr AEDL-Pflegemodell modifiziert. Es heißt nunmehr ABEDL®-Strukturierungsmodell. Die wesentlichen Änderungen bestehen darin, dass die bisherigen 13 AEDL neu sortiert und teilweise neu benannt wurden.

Die ersten elf AEDL fasste sie unter der Überschrift »Lebensaktivitäten realisieren können« zusammen. Die AEDL 12 »Soziale Kontakte und Beziehungen sichern und gestalten können« und die AEDL 13 »Mit existenziellen Erfahrungen des Lebens umgehen können« wurden präziser formuliert. Sie wurden dabei mit drei (bei AEDL 12) bzw. vier (bei AEDL 13) Unterkriterien versehen. Da die Beziehung auch bereits in den »alten« AEDL beinhaltet ist, wird in den einzelnen AEDL keine Änderungen vorgenommen.

8 MDK-Richtlinien

Der MDK stellt zur Pflegeplanung in der neuen MDK-Anleitung zur Prüfung der Qualität nach den §§ 112, 114 SGB XI in der stationären Pflege folgende Fragen:

Fragen des MDK zur Pflegeplanung	Erläuterung
Ist eine Pflegeanamnese/Informationssammlung erstellt worden? Pflegerelevante Vorgeschichte Persönliche Pflegegewohnheiten Bedürfnisse/Wünsche/Abneigungen Aktuelle Ressourcen/Fähigkeiten Aktuelle Probleme/Defizite Durch PFK	Durch Gespräche mit Patient/Bewohner oder Angehörigen zu erheben und in die Informationssammlung/Biografie bzw. Pflegeplanung aufzunehmen. Weitere Instrumente zur Feststellung von Problemen/Defiziten sind auch die Einschätzungsskalen, z. B. Braden-Skala.
Enthält die Pflegeanamnese/ Informationssammlung Angaben zur Biografie?	Die Vergangenheit ist wichtig für das Verstehen des Patienten/Bewohners in der aktuellen Pflege- und Betreuungssituation. Sie ist wesentlicher Bestandteil bei der Begleitung von Menschen auf längere Zeit und auch bei Personen mit gerontopsychiatrischen Beeinträchtigungen. Die Kenntnisse der Vergangenheit sowie der regionalen/kulturellen und religiösen Herkunft des Patienten/Bewohners ermöglichen ein besseres Verständnis für individuelle Gewohnheiten, Traditionen und Werte und sind somit relevant bei der Planung von Pflegemaßnahmen.
Sind individuelle Pflegeziele formuliert? Basieren auf Ressourcen/Fähigkeiten, Problemen/ Defiziten Erreichbar/überprüfbar Durch PFK	Aufgezeichnete Pflegeziele dienen dazu, die vom Pflegebedürftigen zu einem bestimmten Zeitpunkt erwarteten Ergebnisse zu beschreiben. Sie dienen darüber hinaus als Maßstab zur Beurteilung der Wirksamkeit der geplanten Maßnahmen. Grundlage der Pflegezielbeschreibung sind festgestellte Pflegeprobleme sowie Kompetenzen (Ressourcen/Fähigkeiten), die für die Problemlösung hilfreich sind. Die formulierten Ziele müssen erreichbar und überprüfbar sein. Ein zeitlicher Rahmen für die Erreichung der Ziele muss festgeschrieben sein.

Fragen des MDK zur Pflegeplanung	Erläuterung
Sind auf der Grundlage der Bedürfnisse, Probleme/Defizite und Ressourcen/Fähigkeiten individuelle Pflegemaßnahmen zur Erreichung der Pflegeziele geplant? Auf Ziele ausgerichtet Individuell Handlungsleitend (wer, was, wann, wie oft etc.) Durch PFK	Die geplanten individuellen Pflegemaßnahmen dienen auf der Basis der in der Pflegeanamnese ermittelten Bedürfnisse, Probleme/Defizite und Kompetenzen (Ressourcen/Fähigkeiten) der Erreichung der aufgestellten Pflegeziele. Die geplanten Pflegemaßnahmen müssen handlungsleitend formuliert sein, um eine kontinuierliche und individuelle Versorgung des Patienten/Bewohners durch alle Mitarbeiter zu gewährleisten. Das heißt, sie sollten Aussagen darüber enthalten, wann, wie oft, welche Maßnahme mit welchen Mitteln durchgeführt werden. Die gewählten Pflegemaßnahmen sollen das vorhandene Problem lösen und das aufgestellte Ziel erreichen. Die in der Pflegeplanung beschriebenen Pflegemaßnahmen sind für alle an der Versorgung des Pflegebedürftigen Beteiligten verbindlich. Neben der Art und Weise, wie die Pflege durchgeführt wird, muss aus der Beschreibung ersichtlich sein, wer, was, wann, wie oft, wo und wie durchführen soll. Literatur: MDS (2005): Grundsatzstellungnahme Pflegeprozess und Dokumentation. Professionalisierung und Qualität in der Pflege. Essen.
Wird bei der Pflegeplanung die individuelle soziale Betreuung berücksichtigt?	Neben den Pflegeinterventionen sind in der Pflegeplanung die Maßnahmen der sozialen und individuellen Betreuung/Begleitung zu berücksichtigen, die für den Patienten/Bewohnern erforderlich sind. Falls der Patient/Bewohner keine soziale Betreuung wünscht, ist dies in der Pflegeplanung zu notieren.
Werden Pflegeergebnisse regelmäßig überprüft und definierte Pflegeziele und geplante Pflegemaßnahmen angepasst? Regelmäßig überprüft Pflegeziele bei Bedarf angepasst Pflegemaßnahmen bei Bedarf angepasst Durch PFK	Die Auswertung/Evaluation der Pflegeplanung dient der Erfolgskontrolle pflegerischen Handelns und der Überprüfung der Angemessenheit der Pflegeziele und -maßnahmen. Die Pflegefachkraft beurteilt unter Einbeziehung des Pflegebedürftigen und dessen Bezugsperson das Erreichen der geplanten Pflegeziele und hält die Bewertung schriftlich fest; ggf. wird eine Neuanpassung der Pflegeplanung an die aktuelle Situation erforderlich.

Fragen des MDK zur Pflegeplanung	Erläuterung
	Die Ergebniskontrollen erfolgen: – bei unvorhergesehenen Veränderungen, – bei Aufnahme oder stetiger Verschlechterung und – zum Zeitpunkt der geplanten Neueinschätzung. In der verbindlichen Pflegeplanung sind die einzelnen Pflegeziele für einen bestimmten Zeitraum festgelegt. Am Tag des Kontrolldatums wird überprüft, ob die geplanten Zielsetzungen mittels der geplanten Pflegemaßnahmen erreicht werden konnten. Dies schließt die kontinuierliche Beurteilung der Pflegeintervention nicht aus, wie z. B. die Beurteilung des Hautzustandes bei jedem Lagerungswechsel. Dabei sollten bestehender Optimierungsbedarf erkannt und entsprechende Korrekturen vorgenommen werden.
Wird die Durchführung der geplanten Maßnahmen dokumentiert und von den durchführenden Mitarbeitern mit Handzeichen bestätigt? Alle durchgeführten Maßnahmen/ Maßnahmenkomplexe abgezeichnet Datum und tageszeitliche Zuordnung ersichtlich Abzeichnung durch durchführende Mitarbeiter Zeitnah abgezeichnet	Die Durchführung der Pflegemaßnahmen wird mit Handzeichen und Uhrzeit zeitnah (am Tag der Leistungserbringung) auf dem Durchführungskontrollblatt/Leistungsnachweis von den durchführenden Mitarbeitern dokumentiert. Routinemaßnahmen können am Ende einer Schicht dokumentiert werden, Besonderheiten sind unmittelbar zu erfassen.

(vgl. MDK-Anleitung zur Prüfung der Qualität nach den §§ 112, 114 SGB XI in der stationären Pflege vom 10. November 2005.

9 § 115 SGB XI und die Transparenz in der Pflege

Pflegebedürftige und ihre Angehörigen sollen in Zukunft die Qualität verschiedener Einrichtungen besser miteinander vergleichen können. Deshalb sollen die Ergebnisse von Qualitätsprüfungen für Laien verständlich veröffentlicht werden. So sieht es das Pflege-Weiterentwicklungsgesetz vor (§ 115). Die Gesetzesväter glauben daran, dass es so mehr Transparenz gibt und die Pflegebedürftigen als Verbraucher stärker in den Fokus genommen werden. Darüber hinaus setzt eine Veröffentlichung von Qualitätsprüfungen natürlich einen Wettbewerb zwischen den Anbietern in Gang.

Der Spitzenverband der Pflegekassen, die überörtlichen Sozialhilfeträger und die kommunalen Spitzenverbände haben die Kriterien für die Veröffentlichung gemeisam mit den Verbänden der Leistungserbringer festgelegt.

Bewertungskriterien für die Pflegequalität in stationären Pflegeeinrichtungen
Insgesamt gibt es 82 Bewertungskriterien in unterschiedlichen Leistungsbereichen.

Tabelle 2: Übersicht der Qualitätskriterien*.

Qualitätskriterien	Anzahl der Kriterien
1. Pflege und medizinische Versorgung	35
2. Umgang mit demenzkranken Bewohnern	10
3. Soziale Betreuung und Altagsgestaltung	10
4. Wohnen, Verpflegung, Hauswirtschaft und Hygiene	9
5. Befragung der Bewohner	18
zusammen	82

Tabelle 3: Pflege und medizinische Versorgung (35 Kriterien)*.

1	Ist bei Bedarf eine aktive Kommunikation mit dem Arzt nachvollziehbar?
2	Entspricht die Durchführung der behandlungspflegerischen Maßnahmen den ärztlichen Anordnungen?
3	Entspricht die Medikamentenversorgung den ärztlichen Anordnungen?
4	Ist der Umgang mit Medikamenten sachgerecht?
5	Sind Kompressionsstrümpfe/-verbände sachgerecht angelegt?
6	Wird das individuelle Dekubitusrisiko erfasst?
7	Werden erforderliche Dekubitusprophylaxen durchgeführt?
8	Sind Ort und Zeitpunkt der Entstehung der chronischen Wunden/des Dekubitus nachvollziehbar?
9	Erfolgt eine differenzierte Dokumentation bei chronischen Wunden oder Dekubitus (aktuell, Verlauf nachvollziehbar, Größe, Lage, Tiefe)?
10	Basieren die Maßnahmen zur Behandlung der chronischen Wunden oder den Dekubitus auf dem aktuellen Stand des Wissens?
11	Werden die Nachweise zur Behandlung chronischer Wunden oder des Dekubitus (z. B. Wunddokumentation) ausgewertet und die Maßnahmen ggf. angepasst?
12	Erhalten Bewohner mit chronischen Schmerzen die verordneten Medikamente?
13	Werden individuelle Ernährungsressourcen und Risiken erfasst?
14	Werden erforderliche Maßnahmen bei Einschränkungen der selbständigen Nahrungsversorgung durchgeführt?
15	Ist der Ernährungszustand angemessen im Rahmen der Einwirkungsmöglichkeiten der Einrichtung?
16	Werden individuelle Ressourcen und Risiken bei der Flüssigkeitsversorgung erfasst?
17	Werden erforderliche Maßnahmen bei Einschränkungen der selbständigen Flüssigkeitsversorgung durchgeführt?
18	Ist die Flüssigkeitsversorgung angemessen im Rahmen der Einwirkungsmöglichkeiten der Einrichtung?
19	Wird bei Bewohnern mit Ernährungssonden der Geschmackssinn angeregt?
20	Erfolgt eine systematische Schmerzeinschätzung?

21	Kooperiert das Pflegeheim bei Schmerzpatienten eng mit dem behandelnden Arzt?
22	Werden bei Bewohnern mit Inkontinenz bzw. mit Blasenkatheter die individuellen Ressourcen und Risiken erfasst?
23	Werden bei Bewohnern mit Inkontinenz bzw. mit Blasenkatheter die erforderlichen Maßnahmen durchgeführt?
24	Wird das individuelle Sturzrisiko erfasst?
25	Werden Sturzereignisse dokumentiert?
26	Werden erforderliche Prophylaxen gegen Stürze durchgeführt?
27	Wird das individuelle Kontrakturrisiko erfasst?
28	Werden die erforderlichen Kontrakturprophylaxen durchgeführt?
29	Liegen bei freiheitseinschränkenden Maßnahmen Einwilligungen oder Genehmigungen vor?
30	Wird die Notwendigkeit der freiheitseinschränkenden Maßnahmen regelmäßig überprüft?
31	Wird die erforderliche Körperpflege den Bedürfnissen und Gewohnheiten des Bewohners entsprechend durchgeführt?
32	Wird die erforderliche Mund- und Zahnpflege den Bedürfnissen und Gewohnheiten des Bewohners entsprechend Durchgeführt?
33	Wird die Pflege im Regelfall von denselben Pflegekräften durchgeführt? (ähnlich MDK 4.1 b und LE-Konzept 3.1)
34	Werden die Mitarbeiter/innen regelmäßig in Erster Hilfe und Notfallmaßnahmen geschult?
35	Existieren schriftliche Verfahrensanweisungen zu Erster Hilfe und Verhalten in Notfällen?

Tabelle 4: Umgang mit demenzkranken Bewohnern (10 Kriterien)*.

36	Wird bei Bewohnern mit Demenz die Biographie des Heimbewohners beachtet und bei der Tagesgestaltung berücksichtigt?
37	Werden bei Bewohnern mit Demenz Angehörige und Bezugspersonen in die Planung der Pflege einbezogen?
38	Wird bei Bewohnern mit Demenz die Selbstbestimmung in der Pflegeplanung berücksichtigt?
39	Wird das Wohlbefinden von Bewohnern mit Demenz im Pflegealltag ermittelt und dokumentiert und werden daraus Verbesserungsmaßnahmen abgeleitet?
40	Sind zielgruppengerechte Bewegungs- und Aufenthaltsflächen vorhanden?

41	Sind gesicherte Aufenthaltsmöglichkeiten im Freien vorhanden?
42	Gibt es identifikationserleichternde Milieugestaltung in Zimmern und Aufenthaltsräumen?
43	Wird mit individuellen Orientierungshilfen, z.b. Fotos, gearbeitet?
44	Werden dem Bewohner geeignete Angebote gemacht, z. B. zur Bewegung, Kommunikation oder zur Wahrnehmung?
45	Gibt es ein bedarfsgerechtes Speisenangebot für Bewohner mit Demenz?

Tabelle 5: Soziale Betreuung und Alltagsgestaltung (10 Kriterien)*.

46	Werden im Rahmen der sozialen Betreuung Gruppenangebote gemacht?
47	Werden im Rahmen der sozialen Betreuung Einzelangebote gemacht?
48	Veranstaltet das Pflegeheim jahreszeitliche Feste?
49	Gibt es Aktivitäten zur Kontaktaufnahme/Kontaktpflege mit dem örtlichen Gemeinwesen?
50	Gibt es Maßnahmen zur Kontaktpflege zu den Angehörigen?
51	Sind die Angebote der sozialen Betreuung auf die Struktur und Bedürfnisse der Bewohner ausgerichtet?
52	Gibt es Hilfestellungen zur Eingewöhnung in die Pflegeeinrichtung (z. B. Bezugspersonen Unterstützung bei der Orientierung, Integrationsgespräch nach 6 Wochen)?
53	Wird die Eingewöhnungsphase systematisch ausgewertet?
54	Gibt es ein Angebot zur Sterbebegleitung auf der Basis eines Konzeptes?
55	Verfügt die Pflegeeinrichtung über ein Beschwerdemanagement?

Tabelle 6: Wohnen, Verpflegung, Hauswirtschaft und Hygiene (9 Kriterien)*.

56	Ist die Gestaltung der Bewohnerzimmer z. B. mit eigenen Möbeln, persönlichen Gegenständen und Erinnerungsstücken sowie die Entscheidung über ihre Platzierung möglich?
57	Wirken die Bewohner an der Gestaltung der Gemeinschaftsräume mit?
58	Ist der Gesamteindruck der Einrichtung im Hinblick auf Sauberkeit und Hygiene gut? (z. B. Optische Sauberkeit, Ordnung, Geruch)
59	Kann der Zeitpunkt des Essens im Rahmen bestimmter Zeitkorridore frei gewählt werden?
60	Wird Diätkost, z. B. für Menschen mit Diabetes, angeboten?

61	Ist die Darbietung von Speisen und Getränken an den individuellen Fähigkeiten der Bewohner orientiert (z. B. wird die Nahrung nur bei tatsächlicher Notwendigkeit klein geschnitten oder als passierte Kost serviert)?
62	Wird der Speiseplan in gut lesbarer Form bekannt gegeben?
63	Orientieren die Portionsgrößen sich an den individuellen Wünschen der Bewohner?
64	Werden Speisen und Getränke in für die Bewohner angenehmen Räumlichkeiten und entspannter Atmosphäre angeboten?

Tabelle 7: Befragung der Bewohner (18 Kriterien)*.

65	Wird mit Ihnen der Zeitpunkt von Pflege- und Betreuungsmaßnahmen abgestimmt?
66	Entscheiden Sie, ob Ihre Zimmertür offen oder geschlossen gehalten wird?
67	Werden Sie von den Mitarbeitern motiviert, sich teilweise oder ganz selber zu waschen?
68	Sorgen die Mitarbeiter dafür, dass Ihnen z. B. beim Waschen außer der Pflegekraft niemand zusehen kann?
69	Hat sich für Sie etwas zum Positiven geändert, wenn Sie sich beschwert haben?
70	Entspricht die Hausreinigung Ihren Erwartungen?
71	Können Sie beim Mittagessen zwischen verschiedenen Gerichten auswählen?
72	Sind die Mitarbeiter höflich und freundlich?
73	Nehmen sich die Pflegenden ausreichend Zeit für Sie?
74	Fragen die Mitarbeiter der Pflegeeinrichtung Sie, welche Kleidung Sie anziehen möchten?
75	Schmeckt Ihnen das Essen i. d. R.?
76	Sind Sie mit den Essenszeiten zufrieden?
77	Bekommen Sie Ihrer Meinung nach jederzeit ausreichend zuzahlungsfrei zu trinken angeboten?
78	Entsprechen die sozialen und kulturellen Angebote Ihren Interessen?
79	Wird Ihnen die Teilnahme an Beschäftigungsangeboten ermöglicht?
80	Werden Ihnen Aufenthaltsmöglichkeiten im Freien angeboten?
81	Können Sie jederzeit Besuch empfangen?
82	Erhalten Sie die zum Waschen abgegebene Wäsche zeitnah, vollständig und in einwandfreiem Zustand aus der Wäscherei zurück?

*http://www.mdk-qualitaetsberichte.de/files/080528-pfwg-mit-aenderungen.pdf

10 Standards

Die Definition der Weltgesundheitsorganisation (WHO) von 1987 besagt: *„Ein Pflegestandard ist ein allgemein zu erreichendes Leistungsniveau, welches durch ein oder mehrere Kriterien umschrieben wird."*

Standards legen tätigkeitsbezogen fest, was in einer konkreten Situation generell geleistet werden soll. Die Strukturierung der Standards erfolgt in Struktur-, Prozess- und Ergebnisstandards. In den pflegerischen Standards werden ausschließlich pflegerische Inhalte aufgenommen. Pflegestandards sollen die Pflege transparent und beurteilbar machen sowie die Qualität der Pflege sichern.

Standards bilden den Rahmen für einen einheitlichen Prozzes. So werden Abläufe standardisierbar und Fehler minimiert.

Standards können die individualität des Patienten/Bewohners berücksichtigen, indem einige Maßnahmen abgeändert und in der Pflegedokumentation festgehalten werden.

11 Expertenstandards zur Sicherung und Weiterentwicklung der Qualität in der Pflege (§ 113a SGB XI)

Rechtliche Verbindlichkeit
Die rechtliche Verbindlichkeit zur Einführung der Expertenstandards wurde durch das 2008 verabschiedete Pflegeweiterentwicklungsgesetz konkretisiert (SGBXI §§ 112, 113). Expertenstandards sind für alle Pflegekassen und deren Verbände sowie für die zugelassenen Pflegeeinrichtungen unmittelbar verbindlich.

Das wiederum bedeutet für die Mitarbeiter in der Pflege: Sie müssen die Expertenstandards zeitnah in die Pflegeplanung einarbeiten. Nur so werden Risiken für die Patienten und Bewohner vermindert; nur dann steigt die Qualität der pflegerischen Versorgung. Auch bei der Überprüfung und Beurteilung durch den MDK sind die Expertenstandards ein wichtiger Aspekt,

§ 113a SGB XI – Expertenstandards zur Sicherung und Weiterentwicklung der Qualität in der Pflege
»(1) Die Vertragsparteien nach § 113 stellen die Entwicklung und Aktualisierung wissenschaftlich fundierter und fachlich abgestimmter Expertenstandards zur Sicherung und Weiterentwicklung der Qualität in der Pflege sicher. Expertenstandards tragen für ihren Themenbereich zur Konkretisierung des allgemein anerkannten Standes der medizinisch-pflegerischen Erkenntnisse bei. Der Medizinische Dienst des Spitzenverbandes Bund der Krankenkassen, der Verband der privaten Krankenversicherung e.V., die Verbände der Pflegeberufe auf Bundesebene, die maßgeblichen Organisationen für die Wahrnehmung der Interessen und der Selbsthilfe der pflegebedürftigen und behinderten Menschen auf Bundesebene sowie unabhängige Sachverständige sind zu beteiligen. Sie können vorschlagen, zu welchen Themen Expertenstandards entwickelt werden sollen. Der Auftrag zur Entwicklung oder Aktualisierung und die Einführung von Expertenstandards erfolgen jeweils durch einen Beschluss der Vertrags-

parteien. Kommen solche Beschlüsse nicht zustande, kann jede Vertragspartei sowie das Bundesministerium für Gesundheit im Einvernehmen mit dem Bundesministerium für Familie, Senioren, Frauen und Jugend die Schiedsstelle nach § 113b anrufen. Ein Beschluss der Schiedsstelle, dass ein Expertenstandard gemäß der Verfahrensordnung nach Absatz 2 zustande gekommen ist, ersetzt den Einführungsbeschluss der Vertragsparteien.

(2) Die Vertragsparteien stellen die methodische und pflegefachliche Qualität des Verfahrens der Entwicklung und Aktualisierung von Expertenstandards und die Transparenz des Verfahrens sicher. Die Anforderungen an die Entwicklung von Expertenstandards sind in einer Verfahrensordnung zu regeln. In der Verfahrensordnung ist das Vorgehen auf anerkannter methodischer Grundlage, insbesondere die wissenschaftliche Fundierung und Unabhängigkeit, die Schrittfolge der Entwicklung, der fachlichen Abstimmung, der Praxiserprobung und der modellhaften Umsetzung eines Expertenstandards sowie die Transparenz des Verfahrens festzulegen. Die Verfahrensordnung ist durch das Bundesministerium für Gesundheit im Benehmen mit dem Bundesministerium für Familie, Senioren, Frauen und Jugend zu genehmigen. Kommt eine Einigung über eine Verfahrensordnung bis zum 30. September 2008 nicht zustande, wird sie durch das Bundesministerium für Gesundheit im Benehmen mit dem Bundesministerium für Familie, Senioren, Frauen und Jugend festgelegt.

(3) Die Expertenstandards sind im Bundesanzeiger zu veröffentlichen. Sie sind für alle Pflegekassen und deren Verbände sowie für die zugelassenen Pflegeeinrichtungen unmittelbar verbindlich. Die Vertragsparteien unterstützen die Einführung der Expertenstandards in die Praxis.

(4) Die Kosten für die Entwicklung und Aktualisierung von Expertenstandards sind Verwaltungskosten, die vom Spitzenverband Bund der Pflegekassen getragen werden. Die privaten Versicherungsunternehmen, die die private Pflege-Pflichtversicherung durchführen, beteiligen sich mit einem Anteil von 10 vom Hundert an den Aufwendungen nach Satz 1. Der Finanzierungsanteil, der auf die privaten Versicherungsunternehmen entfällt, kann von dem Verband der privaten Krankenversicherung e.V. unmittelbar an den Spitzenverband Bund der Pflegekassen geleistet werden«.*

*http://www.sozialgesetzbuch-bundessozialhilfegesetz.de/buch/sgbxi/113a.html

Literatur

Barth, M.: Qualitätsentwicklung und -sicherung in der Altenpflege. Urban & Fischer Verlag, München 1999.
Budnik, B.: Pflegeplanung leicht gemacht. Urban & Fischer Verlag, 2. Auflage, München 1999.
Ehmann, M.; Völkel, I.: Pflegediagnosen in der Altenpflege. Urban & Fischer Verlag, München 2000.
Gordon, M.: Handuch Pflegediagnosen. Urban&Fischer Verlag, 2. Auflage. München, Jena 1999.
Hellmann, S.; Trumpke-Oehlhorn, M.: Die tagestrukturierte Pflegeplanung.; Schlütersche Verlagsgesellschaft, Hannover 2005.
Kamphausen, U.: Prophylaxen in der Pflege. Kohlhammer Verlag, 2., vollständig überarbeitete und erweiterte Auflage, Stuttgart 2003.
König, J.: Der MDK- Mit dem Gutachter eine Sprache sprechen. 3., aktualisierte und erweiterte Auflage, Schlütersche Verlagsgesellschaft, Hannover 2005.
Krohwinkel, M.: Fördernde Prozesspflege – Konzepte, Verfahren, Erkenntnisse. In: Osterbrink, J. (Hrsg.): Erster internationaler Pflegetheoriekongress Nürnberg 1998.
Messer, B.: Pflegeplanung für Menschen mit Demenz. Schlütersche Verlagsgesellschaft, Hannover 2004.
Seel, M.: Die Pflege des Menschen. Brigitte Kunz Verlag, 3. Auflage, Hagen 1999.
Seel, M.: Die Pflege des Menschen im Alter. Brigitte Kunz Verlag, 2. Auflage, Hagen 2001.
Sozialgesetzbuch (SGB) für die Praxis. Rudolf Haufe Verlag, Freiburg im Breisgau 1994.
Swoboda, B.: Formulieren wie ein Profi. Vincentz Network, Hannover 2005.
Swoboda, B.: PflegePanung. Vincentz Verlag, Hannover 2002.
Völkel, I.; Ehmann, M.: Spezielle Pflegeplanung in der Altenpflege. Urban & Fischer Verlag, 2. Auflage, München 2000.
Pflege Heute: Lehrbuch für Pflegeberufe. Urban&Fischer Verlag, 3. Auflage. München 2004.

NANDA INTERNATIONAL. (2005–2006): NANDA-Pflegediagnosen. Definition und Klassifikation. Aus dem Amerikanischen von Michael Hermann und Jürgen Georg. Deutschsprachige Ausgabe herausgegeben von Jürgen Georg. Bern: Huber Verlag.

BIBLIOGRAPHISCHES INSTITUT & F. A. BROCKHAUS AG. (2005): Der Brockhaus multimedial premium. DVD-ROM + Quizbuch. Mannheim: Brockhaus.

ROGET'S II: (1980): The New Thesaurus, Houghton Mifflin, Boston

Register

§ 115 SGB XI 140

ABEDL 136
AEDL 18 ff., 136
Aspirationsgefahr 52
Aspirationsprophylaxe 53
Atmung 40
Ausscheiden können 56

Beschäftigungstherapie 85, 89
Bewegungsplan 31
Bewegungsstörung 30
Bewegungsübungen 33
Bewusstsein 42

Dehydrationsgefahr 54
Dehydrationsprophylaxe 55
Dekubitusgefahr 32
Dekubitusprophylaxe 35, 73
Demenz 67, 87, 120
Depression 132
Diabetes mellitus 110
Diagnosen, medizinische 12
Diarrhoe 58

Ernährung 55
–, -(s)zustand 42
Essen und trinken können 44
Expertenstandards 146

Fixierungen 93
Für eine sichere und fördernde Umgebung sorgen können 92

Gangart 30
Gewohnheiten, persönliche 79

Haarpflege 69
Haushaltsführung 89
Hautzustand 66
Herz-Kreislauf 40
Hirnorganisches Psychosyndrom 128
Hören 18

Intertrigogefahr 62, 68
Intertrigoprophylaxe 63, 73

Kau- und Schluckstörungen 48
Kommunizieren können 18 ff.
Kontrakturgefahr 32
Kontrakturprophylaxe 33, 69
Körperpflege 65

Lagerungshilfsmittel 35, 73
Leberzirrhose 126

Maßnahmen, freiheitsentziehende 37
MDK-Richtlinien 137
Mundpflege 49

NANDA 12

Obstipationsgefahr 52, 60
Obstipationsprophylaxe 53, 60, 63
Orientierung 24

Osteoporose 134

Parkinson 116
PEG 47
Pflegediagnosen 8, 12 ff.
Pflegedokumentation 10
Pflegeplanung 11
Pflegeprozess 14
Pneumoniegefahr 40, 68
Pneumonieprophylaxe 41, 43, 73
Prophylaxen 9

Qualitätskriterien 140 f.

Ruhen, schlafen und sich entspannen können 80

Schlaganfall 112
Schluckstörungen 49
Sehen 22
Selbstgefährdung 94
Sich als Mann oder Frau fühlen und sich verhalten können 90
Sich beschäftigen lernen und sich entwickeln können 84
Sich bewegen können 28 ff.
Sich kleiden können 76
Sich pflegen können 64
Soor- und Parotitisgefahr 52, 66
Soor- und Parotitisprophylaxe 53, 73

Sprechen 20
Standards 145
Stuhl 58
Sturzgefahr 32, 94
Sturzprophylaxe 35, 71, 94
Suchterkrankung 124

Taxonomie 15
Thrombosegefahr 32
Thromboseprophylaxe 33, 71
Transparenz in der Pflege 140
Trinken 48

Übergewicht 49
Untergewicht 49, 55
Urin 58

Vergesslichkeit 120
Verwirrtheit 104, 120
Vitale Funktionen des Lebens 38

Wahnvorstellungen 130
Wahrnehmungsstörungen 26
Wärme- und Kälteempfinden 38
Wellness-Pflegediagnosen 15

Ziele, mitarbeiterbezogene 10
Ziele, patienten-/bewohnerbezogene 10

Stefanie Hellmann

Pflegeplanung

Formulierungshilfen nach den AEDL – Angelehnt an Juchli, Roper und Krohwinkel

3., aktualisierte Auflage

2010. CD-ROM für PC, MS-Excel-Dokument, Systemvoraussetzungen: Windows 98/NT 4.0/2000/XP/Vista, MS Excel 97 oder später
ISBN 978-3-89993-498-4
€ 125,– (UVP)

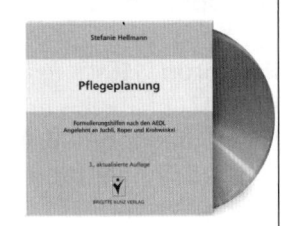

Jetzt noch praktischer und leichter in der Bedienung! – Das komplette Instrumentarium für eine sinnvolle, Zeit und Kosten sparende Pflegeplanung: Formulierungshilfen anhand der AEDL, individuell für jeden Patienten, in einer klaren und einfach zu lernenden Form. Das Programm unterstützt die Grundausbildung in der Pflegeplanung. Die Dokumente sind in jeder Hinsicht frei editierbar. Mehrere Anwender können zugreifen (keine Mehrplatzlizenz notwendig).

Stefanie Hellmann · Petra Kundmüller

Pflegevisite in Theorie und Praxis für die ambulante und stationäre Pflege

Checklisten für die praktische Anwendung und Schulungsunterlagen für die innerbetriebliche Fortbildung

2., aktualisierte Auflage

2006. 76 Seiten, 21,0 x 29,7 cm, kartoniert
ISBN 978-3-89993-438-0
€ 12,90

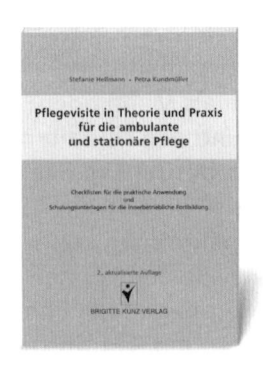

Orientiert an den MDK-Richtlinien zur Prüfung der Qualität bietet die Neuauflage dieses Buches eine leicht verständliche Handreichung für Pflegevisiten im ambulanten und stationären Bereich. Bestehende Strukturen und Prozesse lassen sich prüfen, korrigieren und optimieren. Die Qualitätskontrolle beinhaltet arbeitsbezogene, inhaltliche, fachliche und personenbezogene Aspekte.

— **BRIGITTE KUNZ VERLAG** —